ギャンブル障害の治療：治療者向けガイド

―認知行動療法によるアプローチ―

著
Robert Ladouceur
Stella Lachance

訳
椎名明大
長谷川直
伊豫雅臣

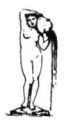

星 和 書 店

Seiwa Shoten Publishers

2-5 Kamitakaido 1-Chome
Suginamiku Tokyo 168-0074, Japan

Overcoming Pathological Gambling

Therapist Guide

Robert Ladouceur
Stella Lachance

Translated from English
by
Akihiro Shiina, M.D.
Tadashi Hasegawa, M.D.
Masaomi Iyo, M.D.

English Edition Copyright © 2007 by Oxford University Press, Inc.
Originally published in English in 2007. This translation is published
by arrangement with Oxford University Press

Japanese Edition Copyright © 2015 by Seiwa Shoten Publishers, Tokyo

訳者まえがき

　『ギャンブル障害の治療：治療者向けガイド』をお届けします。本書は英国 Oxford University Press の出版している認知行動療法テキストである Treatment That Work シリーズのひとつで，ギャンブル障害を対象にしています。本シリーズは治療者向けガイドと患者さん向けワークブックの2冊で一組となっているのが特徴で，実際に治療を進めながらクライアントと治療者が協働して読み進めることのできる構造になっています。同シリーズの翻訳としては，私たちのグループが2012年に上梓した「慢性疼痛の治療」に続く2つ目となります。

　ギャンブル障害（病的賭博，ギャンブル依存）は，まだ日本ではあまりなじみのない精神疾患のひとつですが，欧米では近年大きな社会問題になっており，治療者や患者団体をはじめ業界全体としても対応を求められるに及んでいます。つい先日にも，某国の富豪がロンドンのカジノで大金を失い，ギャンブル障害とわかっていたのに賭博を止めさせなかったとしてカジノ側を訴えるというニュースがありました。

　本書はギャンブル障害患者にありがちな認知の歪みや行動特性に焦点を当てて，それらをいかに適応的に改変していくか，クライアントがギャンブルから自由な生活を勝ち取るための具体的な戦略について記載されています。

　本書の内容は認知行動療法の基本に極めて忠実で，比較的初学者向けに編集されています。そのため，既に認知行動療法の実戦経験豊富な専門家の先生方にとっては物足りないところがあるでしょう。その場合はクライアントの症状や個性に合わせて一部を追加修正して使用するのも良いと思います。また，本書の中でも第3章のモチベーショナルインタ

ビューや第4章の行動療法の部分などは，買い物依存など他の問題に対する介入にも応用が可能です。

　ご存じのように日本では私設のギャンブルが原則として禁止されており，その一方で競馬やパチンコが独自進化を遂げているため，本書の記述の一部は日本の実状になじまないものがあります。訳者の立場としては，原著の記載内容を極力尊重し，ローカライズは最小限に留めました。それでも，本書の根底に流れる認知行動療法の考え方を汲み取り，目の前のクライアントの問題に合わせてご活用いただくことが可能であるものと思います。

　ロンドンの町には至るところに小規模のカジノが設置されています。一方日本では，2020年の東京オリンピックを見据えて，ギャンブルに関する規制緩和についての議論が盛んになってきています。先行きは不透明ですが，潜在的なギャンブル障害患者がかなり存在していると思われる現状，今後の動向は予断を許しません。われわれは臨床家の端くれとして，本書が頻繁に活用される未来を望むものではありませんが，本書が少しでも患者さんの苦痛を和らげ病気を克服する助けになれれば無上の喜びです。

2015年7月　ようやく暖かくなったロンドンの下町にて

訳者代表　椎名明大

目　次

訳者まえがき …………………………………………………………………… iii

第1章　治療者がはじめに理解しておくこと ……………………………… 1
　このプログラムの背景と達成目標　1
　ギャンブル障害の問題点　5
　ギャンブル障害の診断基準　5
　治療プログラムの開発およびエビデンスの基礎　6
　　最初の研究　8
　　第二の研究　8
　治療プログラムの概要　10
　　前回のレビュー　10
　　素材と宿題をレビューする　11
　宿　題　11
　ワークブックの利用　12

第2章　治療前の評価 ………………………………………………………… 15
　必要な素材　15
　達成目標　15
　概　説　16
　ギャンブル障害の診断面接　17
　随伴する嗜癖や精神障害について評価すること　17

ギャンブルに関する質問　19
　　自覚された自己効力感のアンケート　19
　　日々のセルフモニタリング日記　21
　　結　論　22

動機付けを高める

第3章　動機付けを高めるセッション　…………………………………　27
　　必要な素材　27
　　達成目標　27
　　要　点　27
　　概　説　28
　　評価の要約　29
　　変化への動機付け　29
　　宿　題　30

行動への介入

第4章　セッション2＆3　………………………………………………　35
　　必要な素材　35
　　達成目標　35
　　要　点　36
　　概　説　36
　　リスクのある状況と関連する戦略　37

ギャンブルへの暴露　37
　　賭場の近くにいることがわかった場合　38／賭場に入ってしまった場合　39／
　　賭場の中に独りでいることに気づいた場合　40／ギャンブルに誘われた場合　40
経済的問題　41
関係性の問題　44
職業や活動の喪失　45
アルコールやドラッグについて　46
日々の問題（フラストレーション，失敗，拒絶）　47
問題になるギャンブル行動の連鎖の記述　50
ハイリスクな状況　52
　行動戦略　53
　問題解決のための5ステップ　53
　宿　題　53

認知への介入

第5章　セッション4 …………………………………………………………… 57
必要な素材　57
達成目標　57
要　点　57
概　説　58
ギャンブル体験を分析する　58
ギャンブル体験の分析　61
　臨床のポイント　61

宿　題　63

第 6 章　セッション 5 〜 7 ………………………………………… 65
　　必要な素材　65
　　達成目標　65
　　要　点　66
　　概　説　66
　　スキルのゲームか，チャンスのゲームか　68
　　内なる対話　68
　　ギャンブルの罠　70
　　宿　題　71
　　ギャンブルの罠とは　72
　　　チャンスとは何か　73
　　　なぜチャンスのゲームを攻略できないのか　73
　　　ルール 1：事象の独立性　74
　　　　事実を当てはめる　75／罠を認識すること　76
　　　ルール 2：コントロールの幻想　78
　　　　スロットマシーンの幻想　78／ロトの幻想　79／ビンゴの幻想　80／
　　　　ブラックジャックの幻想　80／ルーレットの幻想　81／競馬の幻想　81／
　　　　迷　信　82
　　　結　論　83

第 7 章　セッション 8 〜 10 ………………………………………… 85
　　必要な素材　85

達成目標　85

要　点　85

概　説　86

誤った認知　87

臨床的なヒント　90

宿　題　91

再発の予防

第8章　セッション11 & 12 …………………………… 95

必要な素材　95

達成目標　95

要　点　96

再発を理解する　96

スリップもしくは再発の可能性　99

緊急事態の処置　100

宿　題　100

第9章　治療後の評価 …………………………………… 103

必要な素材　103

達成目標　103

概　要　104

予後の評価　104

第10章　フォローアップ評価 …………………………………………… 105
　必要な素材　105
　達成目標　105
　概　要　106

第11章　困難事例への対処 ……………………………………………… 107
　チャンスというものは存在しない　107
　ビネットの事例　108
　チャンスのゲームをスキルのゲームとして見てしまう　110
　コントロールのアイデアを信じ抜いてしまう　114
　ビネットの事例　115
　ギャンブルは興奮する　116
　思考を変えることを拒む　117
　ビネットの事例　118
　約束違反，遅刻，欠席　120
　治療に関して嘘をつく　121
　協働の欠如　122
　抑うつと自殺念慮　122
　経済的問題　123
　治療の停滞　125
　クライアントがプレイしているゲームをよく知らない　126
　結　論　127

付録　ギャンブル障害に関する診断面接 ……………………………… 129
　　セクション 1：相談の動機
　　セクション 2：コントロールを部分的もしくは完全に失うことを招くゲーム
　　セクション 3：ギャンブル習慣の確立についての情報
　　セクション 4：現在のギャンブル問題についての情報
　　セクション 5：DSM-IV 診断基準
　　セクション 6：ギャンブル問題の結果
　　セクション 7：自殺念慮
　　セクション 8：現在の生活状況
　　セクション 9：他の依存（現在または過去）
　　セクション 10：精神保健──事前の経験
　　セクション 11：強みと利用可能な資源
　　セクション 12：コメント

文　献 ………………………………………………………………………… 153
索　引 ………………………………………………………………………… 156
著者／訳者について ………………………………………………………… 159

第1章

治療者がはじめに理解しておくこと

このプログラムの背景と達成目標

　米国，カナダ，オーストラリア，そしてヨーロッパでは，昨今の規制緩和に伴って，人々がギャンブルに触れる機会が大幅に増えました。そしてギャンブル活動に参加する人々が増加することとなり，この流れは，専門家による援助を必要とするほどに深刻なギャンブル問題に陥る人々を生み出すに至っています。今やギャンブル障害（Gambling Disorder, 病的賭博 pathological gambling, ギャンブル依存）の生涯罹患率は，米国（Shaffer, Hall, & Vander Bilt, 1997），カナダの一部の州（Ladouceur, 1996; Ladouceur et al., 2005），ヨーロッパ（Beconia, 1996）においてそれぞれ1～2%に及んでいます。

　本書の治療プログラムは，ギャンブル障害患者が自らの問題を克服し，過剰なギャンブルによる経済的問題をはじめ様々な困難に効果的に対処できるよう支援するために開発されました。本プログラムは，治療前の評価と12回の治療セッション，そして治療後の評価とフォローアップから構成されています［訳注：ここでいう「ギャンブル」とは，日本では競馬，競輪，競艇，宝くじといった公営ギャンブルのほか，パチンコ，パチスロ，その他非合法の賭博に至るまで，確率によって現金の増減を伴う賭け事全般を指す。為替取引や一部のオンラインゲームなどギャンブルに近い性質を有する営みについての適応は治療者に委ねられる］。

表 1.1　併発する精神障害を取り扱うための 4 つの戦略

統合的な対処	同じ治療者が同定されたすべての問題を同時に取り扱う
並行的な対処	2 人の治療者が同時に嗜癖を取り扱う
連続的な対処	問題を次から次へと順に取り扱う
個別的な対処	1 つの問題だけを取り扱う

　クライアントの行動変容を目指した介入よりも先に，治療者は諸々の観点，すなわちギャンブル問題の広がり，クライアントの生活における過剰なギャンブル習慣による経済的・心理的・家庭的な悪影響，他の精神障害や嗜癖の存在，自殺のリスクなどについて完全な評価を行う必要があります。ギャンブル障害の診断面接（Diagnostic Interview on Pathological Gambling; DIGP）の質問紙を活用すれば，治療者はクライアントの生活状況に関して包括的な視点で評価を行うことができるでしょう。

　この評価は，ギャンブルに関する問題へアプローチするための最適な戦略を治療者が決定できるようにするための初期評価でもあります。私たちは通常，併存する精神障害を取り扱うにあたって，表 1.1 に示すような 4 つの戦略を検討しています（Najavits, 2003）。

　例えば，アルコールの乱用があって，飲酒しているときにだけギャンブルの習慣をコントロールできなくなるような人は，アルコールの乱用さえ解決すれば，もはやギャンブル障害として治療を受けるには及ばなくなるかもしれません。綿密な初期評価を行うことにより，治療者はクライアントのニードにきちんと合った治療計画を立てることができるようになります。

　初回の面接において，私たちはクライアントの最終目標と，ギャンブルを止めるための動機付けについて見定めます。この手順は，クライアントが自分のギャンブル障害の治療に尽力する準備ができているかどうかを知るために重要です。

クライアントにとってハイリスクを代表するような特定の生活状況が存在するかもしれません。クライアントが出血を抑えて自分の生活に対する確固たるコントロールを取り戻せるように援助するためには，個人に特異的なリスクのある状況がどんなものかを治療の初期段階で同定し，行動への介入を提案する必要があるでしょう。

　ギャンブル障害に関する治療の大半において，ギャンブル体験の分析こそが治療の肝になり得ます。というのは，クライアントはそこで自分をギャンブルに駆り立てギャンブルの奴隷と化してしまうような思考をすべて表現する機会を持てるからです。ギャンブル体験を観察することによって，治療者はチャンスのゲームに対してクライアントが脆弱になるような思考を指摘することができます。クライアントが勝利するもしくは「システムを打ち負かす」チャンスに対する誤った思考を持っていると，ギャンブルを続けることから抜け出せなくなってしまいます。このプログラムはそういったタイプの思考に正確に照準を合わせています。クライアントの誤った思考を知ることが治療の最初のステップといえます。

　この治療はチャンスのゲームに特化してデザインされているため，クライアントがチャンスの概念を理解できるようになることはとても大切です。ほとんどのギャンブル障害患者はチャンスについて誤った理解をしていて，それがギャンブルへの希望につながっています。クライアントは治療の途中でしばしばこの概念に言及するので，本書ではチャンスの定義を最初に行うことにしています。事実，クライアントがチャンスの概念を理解して，スキルのゲームとチャンスのゲームとを区別［訳注：66ページを参照］することができるようになれば，ギャンブルによって作られた幻想から自らを引き離すことが可能となるのです。

　多くのゲームは，ギャンブル障害患者に勝利を予測できると信じ込ませるような方法でデザインされています。ジャックポットを獲得する「最善の」方法を探すギャンブル障害患者は，本質的には，いつの日か

自分がゲームを支配するという考えに賭けていると言っても良いでしょう。そして彼らはゲームに関する無数の間違った思考を構築していくことになります。私たちの仕事は，これらの信念の信憑性に関して，ギャンブル障害患者の中に疑いを作ることです。この手順における介入のターゲットは，ギャンブル障害患者に自分が内在している間違った思考を認識させることです。私たちはクライアントに対して，ゲームごとの仕組み，事象の独立性，コントロールの幻想，迷信，損失補填の願望などに関する情報を提示します。さらに，治療の進展に伴って，クライアントは自分の間違った思考を妥当な思考に置き換えるようになります。このことが，ギャンブルを諦めるという彼らの達成目標を遂げるのを援助してくれるでしょう。

　自らの思考を調整することを目指した練習は，治療の中核をなし，クライアントに対して，自分は自分の行動に責任を持っているのだということを思い出させる役割を持っています。だからこそ，ほとんどの治療セッションがそれらのエクササイズを主軸に据えているのです。各々のエクササイズの繰り返しを通して，クライアントは，再三再四自分をギャンブルの時間に引き戻そうとする思考を理解し，自分の損失を取り戻せるという幻想的な希望から自らを解放することができるようになります。

　治療者は，この治療プログラムに，自分が関係あると判断した補足的な取り組みや介入（例えば，クライアントの配偶者と会ったり，医学的評価や薬物療法を必要とする問題について議論するためにクライアントを一般医師に紹介したり）を追加してカスタマイズすることもできます。

　治療後の評価を行うことによって，治療の進展の度合いと，クライアントの人生における別の側面（気分，QOL，その他）に対するギャンブル習慣の変容の効果を測ることができます。

　フォローアップ面接（理想的には少なくとも年1回）もまた，治療による長期の利益をモニターするために行われます。

ギャンブル障害の問題点

　ギャンブル障害は，ギャンブルに関するコントロールを失うこと，ギャンブルに巻き込まれている程度について偽ること，家庭および仕事の支障，盗み，そして損失を深追いすることを特徴としています（米国精神医学会，1994年）。高い有病率にもかかわらず，この精神障害はしばしば治療されないまま放置されています。米国ギャンブルインパクト研究委員会の報告（the National Gamble Impact Study Commission, 1999）によると，米国のギャンブル障害患者の97％は治療を求めることができずにいます。そして驚くべきことに，ギャンブル障害の治療の歴史は数十年前にさかのぼるにもかかわらず，ギャンブルの問題に対する効果的な治療に何が含まれるのかについての信頼性のある知識はまだまだ不足しているのです。ギャンブル障害の治療に関する論文の批判的吟味（Toneatto & Ladouceur, 2003）によれば，認知行動スペクトラムに含まれる介入が現時点では疫学的に最も支持されています。

ギャンブル障害の診断基準

　ギャンブル障害を定義する基準の特徴は，米国精神医学会によって出版された『精神疾患の診断・統計マニュアル（DSM-IV-TR）』に記述されています［訳注：2013年にDSM-IV-TRの改訂版であるDSM-5が発刊された］。ギャンブル障害は「他に特定されない衝動制御の障害」に分類され，本人，家族，または職業上の遂行を破滅させる，持続的で反復的な不適応的賭博行為であると定義されています［訳注：DSM-5ではギャンブル障害は「物質関連障害および嗜癖障害群」に分類されている］。米国精神医学会によって確立された10の基準（APA, 1994）が，ギャンブルの習慣の重症度と同様，ギャンブルに関連する貴重な情報を得るため

表1.2　DSMに基づくギャンブル障害の診断の項目

(1) 賭博にとらわれている（例：過去の賭博を生き生きと再体験すること，ハンディや次の賭けの計画を立てること，または賭博をするための金銭を得る方法を考えること）
(2) 興奮を得たいがために，掛け金の額を増やして賭博をしたい欲求
(3) 賭博をするのを抑える，減らす，やめるなどの努力を繰り返し成功しなかったことがある
(4) 賭博をするのを減らしたり，またはやめたりすると，落ち着かなくなる，またはいらいらする
(5) 問題から逃避する手段として，または不快な気分（例：無気力，罪悪感，不安，抑うつ）を解消する手段として賭博をする
(6) 賭博で金をすった後，次の日にそれを取り戻しに帰ってくることが多い（失った金を「深追い」する）
(7) 賭博へののめり込みを隠すために，家族，治療者，またはそれ以外の人に嘘をつく
(8) 賭簿の資金を得るために，偽造，詐欺，窃盗，横領などの非合法的行為に手を染めたことがある
(9) 賭博のために，重要な人間関係，仕事，教育，または職業上の機会を危険にさらし，または失ったことがある
(10) 賭博によって引き起こされた絶望的な経済状態を免れるために，他人に金を出してくれるよう頼む

訳注：先述の通り，この診断基準はDSM-5により一部改定された。その主要な変化は，項目(8)が除外されたことである。現在では，非合法的行為をしたことがないことはギャンブル障害を否定する根拠にならないとされる

に使用されています［訳注：この診断基準はDSM-5で若干改変され，9項目となった］。さらにまた，これらの基準に従ってギャンブルの問題を調べることにより，ギャンブル障害患者の人生の異なった領域，職業的，社会的，学校，経済的，法的，家族におけるギャンブルの影響が明らかにされます。ギャンブル障害の診断のためには，表1.2に挙げられた10の項目のうち少なくとも5つが満たされることが必要です。

治療プログラムの開発およびエビデンスの基礎

　過剰なギャンブルに対する認知行動療法（Cognitive Behavioral

Therapy：CBT）は，本質的にはギャンブル障害患者が自らの問題に対処するためにそのすべての側面を理解するのを助けるものです。それゆえ，治療は彼らにギャンブルを止めるのみならず過剰なギャンブルの多くの影響を取り扱うことをも援助します。ギャンブル障害患者は，自分の危険な考え方を修正するためにその思考に気づくようになり，ギャンブルへの固執を決定する様々な要因をよく理解するようになります。ギャンブル障害患者と治療者の間には密接な協働が必要です。なぜなら，機械的に適用するだけでよいような出来合いの解決策は，いまだ提供されていないからです。そうではなく，あくまでも質問と精査，試行錯誤を繰り返すことによって，クライアントは自分自身に適合する解決策を見つけるよう，治療者に誘導されるのです。治療中にエクササイズを行うことによって，クライアントは日常生活で適応できるスキルを獲得し，より発展させ，または新たに見出すことができるようになります。これらのエクササイズはまた，クライアントが困難な状況を自らコントロールして，ギャンブルへの願望をはねのけるのを援助してくれるでしょう。

　本書は私たちのチームによって作成され，使われ，そして評価されたCBTに基づいています。

　10年以上前に，私たちはギャンブルの基礎的な心理学の研究を行いました。その際の重要な発見は，大多数のギャンブル障害患者はゲームの結果に対して誤った思考を抱いているということでした。多くのギャンブル障害患者が，何か別の戦略を採用することによってギャンブルの成果をコントロールすることができると信じていたのです。彼らは，ギャンブルはスキルのゲーム，例えばチェスやゴルフと同じであるかのように振る舞っていました！　しかし，娯楽としてのギャンブルとギャンブル障害との間の主な違いは，後者は自分が結果をコントロールできると強烈に確信しているところにあるのです（Ladouceur, 2004）。

　治療者は認知行動アプローチに精通している必要があります。ギャン

ブルからの完全な節制を目指した治療は，多くの成人と，何人かの少年にも効果的でした。治療に伴って，80％の参加者はギャンブル障害患者の性質を示さなくなりました。この有用性は，最初いくつかのシングルケースの実験的デザインの研究によってまず証明され，その後無作為化比較試験によって支持されたものです。

最初の研究（Sylvain, Ladouceur, & Boisvert, 1997）

最初の無作為化比較試験は，認知的内容と行動的内容を組み合わせたものでした。この治療の基本原則は，ギャンブル障害患者の誤った思考を修正することを達成目標としていました。それに加えて，いくつかの行動への介入，例えば問題解決訓練や社会生活技能の発展のエクササイズが行われました。15人のギャンブル障害患者が治療群に組み込まれ，他の14人は対照群に廻されました。治療は平均16.7時間にわたって行われました。この最初の研究の結果は以下の通りです。

1. 治療を受け完遂したクライアントの86％は，DSM-III-Rの診断基準に照らしてもはや病的ではないと考えられるに至りました。
2. 治療を受けたクライアントは，対照群と比べてギャンブルへの欲求が有意に弱まりました。
3. 治療を受けたクライアントは，対照群と比べて，ギャンブルをコントロールするという感覚と，リスクのある状況においてもギャンブルを制御できるという自己効力感を有意により強く持っていました。
4. これらの結果は6〜12カ月のフォローアップを経ても保持されていました。

第二の研究（Ladouceur et al., 2001）

CBTの有効性が確認されたら，続いて単独で使用される認知的な介入の効果も検証する必要がありました。非常に厳密な条件設定のもと，

他に何の行動的介入も行わない認知療法がギャンブル障害患者に提供されました。35人のギャンブル障害患者が治療を受け，他に29人が対照群となりました。治療は平均11.3時間にわたって行われ，この2番目の研究によって下記の事実が明らかとなりました。

1. 治療を受けたクライアントは治療を受けなかった対照群に比べていくつかの領域において有意に改善しました。すなわち，彼らはDSM-IVにおける各診断項目により合致しなくなり，ギャンブルへの衝動をより弱め，そしてコントロール感および自己効力感が治療後有意に強まりました。
2. 治療されたクライアントの87.5％は，もはやDSM-IVの診断基準を満たさなくなり，つまり治療後にはギャンブル障害とは考えられないほどに改善していました。
3. 6～12カ月のフォローアップにおいても，同様の傾向が認められました。

　私たちは，過去の臨床研究においては，ギャンブルを完全に止めることを治療目標として求めていましたが，一方でギャンブルを止めることがすべてのギャンブル障害患者の需要に応ずるとは限らないとも考えています。もしクライアントが，ギャンブルを完全に止めることが問題の解決だと諭されるものとあらかじめ知っていたら，彼らは早まって治療プログラムから脱落するか，そもそも治療に参入しないかもしれません。しかし私たちは，適度なギャンブルというのがギャンブル障害患者にとってひとつの選択肢となりうるのか否かについて検証する必要があるでしょう。もしそうであれば，何が成功の予測因子になるのでしょうか？　私たちは，コントロールされたギャンブルが，完全な禁止への代案として実現可能なのかどうかを検証する研究を行っているところです。結果が肯定的であるなら，ギャンブルのコントロールを維持することが可能なギャンブル障害患者の特徴を同定したいと思っています［訳注：その後の研究で，ギャンブルを完全に止めることを目指さずコ

ントロールすることを目標にした治療でも一定の効果を上げることは可能だが，どのような患者がそのような治療になじむかは解明できなかったという（Ladouceur, 2009）〕。

治療プログラムの概要

　この治療は直接的なものであり，ほとんど一連のコース料理に似たものです。治療の各セクションは特定の話題を扱うアジェンダを持っていて，また宿題を含んでいます。私たちは，宿題を治療過程における重要な一部分として考えています。このため，各セッションでは，前回の宿題のレビューを行うとともに，次回までの宿題が提示されます。加えて，治療は日々の進歩に関するセルフモニタリングを含んでいます。
　各セッションでは，以下に述べるような活動が行われます。

前回のレビュー

　各セッションの初めに，治療者は，後述する自己観測フォームを参照して，クライアントのギャンブルの振る舞いに関して尋ねます。この作業にはたくさんの利点があります。クライアントがギャンブル問題の範囲を過小評価する傾向があるなら，このセルフモニタリングのエクササイズによって，ギャンブルの願望の強度や，ギャンブル活動がどれほどの金額を失わせるかについて，意識できるようになるでしょう。また，この作業を通じて，ギャンブルをもたらした状況（もしくは誘因），当初意図していたより多くのお金や時間をつぎ込ませたきっかけ（感情，イベントなど），そしてギャンブルへの願望を生み出し維持している認知の歪みといったものを説明し，よりよく理解できるようになるのです。そのうえこのエクササイズはクライアントが治療の進展をモニターすることをも可能にしてくれます。したがって，ギャンブル障害患者は，治療中に起こる変化を，よりよく定量化または客観化することがで

きるようになるのです。

素材と宿題をレビューする

先に概説されたように，各コンセプトに関する短いレビューが行われ，治療者はクライアントがそれまでの日々に完了したエクササイズについて確認します。クライアントがエクササイズやワークブックについて質問またはコメントをした場合，治療者はそれらについて検討しなければなりません。先に進む前に，治療者はクライアントが以前に示されたコンセプトを理解しているかどうか確認する必要があります。セッションの間に，新しい治療上の課題や要素が提示されることもありえます。各セッションにおいて準備されている素材を用いて，治療者は治療の進捗のための新しい概念やスキルについて説明し，それらについてクライアントと議論することになります。

宿　題

治療セッション終了時に，クライアントは，どんなエクササイズを完遂させるべきか，そして，次回までにどのテキストを読むべきかを提示されます。

プログラムの手順
　治療前の評価
　治療（通常 12 セッション）
　　セッション 1
　　　動機付けの強化
　　セッション 2 & 3
　　　行動への介入：
　　　　過剰なギャンブルに結びつく行動の連鎖

ハイリスクな状況
適応のための行動戦略
セッション 4 〜 10
認知への介入：
ギャンブル体験の解析
チャンスの定義
内なる対話の重要性
ギャンブルの罠の提示
誤った認知に気づくこと
誤った認知の再構成と行動変容
セッション 11 & 12
再発予防
治療後の評価
フォローアップ

ワークブックの利用

　患者さん向けワークブックは治療者が介入を行うのを助けてくれるでしょう。ワークブックには，教育の素材，ワークシート，練習，そして進捗をモニターするための各仕様が含まれています。それらはテーマごとの様式で記載されており，治療者向けガイドブックの各章に対応しています。しかし治療者はときに柔軟であることも重要なことを心に留めておく必要があります。例えば，差し迫った需要（巨額の金銭的損失に伴う危機など）に応えることがクライアントの最大の関心事であれば，まずはその危機に対処し，その後で危機に陥る前に中断していたところからプログラムを再開するといった対応が必要なこともあるでしょう。

　私たちは，最適な情報量が各セッションで提示されるようにセッションの内容を計画しました。臨床経験上，ひとつのセッションであまり多

くの新しい素材を扱いきれないクライアントもいることがわかっています。また，素材を用いた問題解決のためには，以前のセッションから十分な時間間隔を空けることが重要であることもわかりました。

第2章
治療前の評価
(ワークブックの第2章に対応)

必要な素材

■ギャンブル障害の診断面接 (Diagnostic Interview on Pathological Gambling: DIGP)
■ギャンブルに関する質問
■自覚された自己効力感のアンケート
■日々のセルフモニタリング日記

達成目標

■ギャンブル障害患者との信頼関係を構築するのに適した雰囲気のもとに初回面接を実施すること
■何がギャンブル障害患者を治療に赴かせたのかを正確に知るため，ギャンブル障害患者の話に聞き入り，その理解に努めること
■ギャンブル障害患者のギャンブル癖とチャンスのゲームに対する認識について，定量的および定性的に測定すること
■ギャンブルに直接的または間接的に結びついているような種々の変数（例えば，過度なギャンブル癖が金銭面，社会面および家庭生活に及ぼす反動，気分の問題，希死念慮の存在）を評価すること

■危険な状況下におけるギャンブル障害患者の自己効力感や，ギャンブルに対するコントロール感を測定すること
■他の精神障害や嗜癖が存在しないかを評価すること

概　説

　治療を求めるギャンブル障害患者の多くは，自らの問題が致命的な段階に至って初めて治療を求めるものです。この時点においてギャンブル障害患者は，自分の資産を使い果たしたのみならず，過剰なギャンブルによる負の遺産の中でもがき苦しんでいます。ギャンブル障害患者が専門家に相談することに同意したならば，自らの問題を認識することは比較的容易であるといえます。しかし，ギャンブルの問題を認識することは，評価の一部に過ぎません。診断に加えて，多くの関連領域が精査に値します。詳細な評価によって，治療者は，ギャンブルの頻度と強度の観点からその問題の重症度を決定することが可能になります。それは，ギャンブル障害患者によって経験された結果，および患者を取り巻く結果を考慮に入れたものです。さらに，クライアントの特別なニードに合致する治療計画を立案するために，治療者にとって治療前の評価は欠かせないステップなのです。

　このセクションではクライアントの活動を評価するための4つの道具を提示します。それらは，過剰なギャンブルを行う者の評価に当たって精査を行うためのそれぞれ異なる要因を含んでいます。ここではギャンブルに特異的な側面のみに絞って述べます。

　治療者が過剰なギャンブルに直接的もしくは間接的に関わってくる他のテーマ（例えば，不安，抑うつ，生活満足度，パーソナリティ障害など）を精査する必要があると感じるならば，治療者はそれらの話題に特化した出版物を別に容易に見つけることができるでしょう。Treatment That Workシリーズには，その達成目標に沿うと思われる『社交不安

障害の治療者向けガイド［訳注：仮題。翻訳作業中］』や，『Mastery of Your Anxiety and Worry［訳注：未訳］』も含まれています。

ギャンブル障害の診断面接

　ギャンブル問題の病歴や悪化に関係する異なる側面を網羅するために，私たちのチームはギャンブル障害の診断面接（Diagnostic Interview for Pathological Gambling: DIPG）を作成しました。

　この半構造化面接は，DSM-IV-TR の 10 の診断項目を含んでおり，また評価を監督し，それらの項目に対する答えのより詳細な重み付けを行うことを可能にする小質問も含んでいます。DIPG は以下の話題も取り扱います。

・治療者に相談した動機
・部分的もしくは完全にコントロールを失うことを招くゲーム
・ギャンブル習慣に関する病歴
・現在のギャンブル問題に関する情報
・ギャンブル問題の引き起こした結果
・希死念慮の存在
・現在の生活状況
・過去もしくは現在における他の嗜癖
・もともとの精神衛生上の問題の存在
・個人的戦略と利用可能な社会資源

　DIPG のコピーは本書の末尾の付録に含まれています。

随伴する嗜癖や精神障害について評価すること

　合併症に関する研究によって，ギャンブル障害は物質使用障害，特にアルコール乱用および依存と高度に結びついていることがわかっていま

す（Crockford & el-Guebaly, 1998; Smart & Ferris, 1996）。ギャンブル障害患者のための治療施設においては，30〜70％の患者が一種類ないし数種類の物質に対する嗜癖を有していたと報告されています。加えて，治療を求めるギャンブル障害患者は高い確率で気分障害を合併しており（Beaudoin & Cox, 1999; Linden, Pope, & Jonas, 1986; McCormick et al., 1984），この集団における大うつ病性障害は30〜76％と見積もられています。ギャンブル障害患者は高い希死念慮および自殺企図率も有しています。助けを求めるギャンブル障害患者を対象とした研究によると，過去に36〜50％が希死念慮を，12〜16％が自殺企図を有したことがあるとされているのです（Lejoyeux et ai., 1999; Linden, Pope, & Jonas, 1986）。

　明らかに，これらの高いパーセンテージは一般人口では見られず，特異的な集団つまり専門家に相談し治療施設に入所したギャンブル障害患者においてのみ見られるものです。

　事実，ギャンブル障害患者と協働する治療者は，一般に複数の問題が彼らにおいて重要な割合を占めていると想定しています。さらに，二次的問題の存在はギャンブル障害患者にとって治療過程をより困難にしています。もしクライアントが重篤な精神的問題，抑うつ，希死念慮の徴候を示したならば，それらの問題を優先的に治療するべきでしょう。極めて抑うつ的であったり自殺的であったりする者に対していかなるリスクも負わせるべきではありません。まず，治療者は，もし激しい自殺の考えが浮かんだらどこに行き誰に頼ればいいのかクライアントが理解できるよう保証しなければなりません。治療者はまたクライアントと生命の契約を結ぶべきです。状況によっては，クライアントが医師に相談し医学的ないし薬理学的モニタリングを得ることを示唆するのが適切かもしれません。クライアントの安全に気を配ることも必須です。治療者とクライアントは状況が安定したら再び本来の治療に戻ることができるでしょう。

ギャンブルに関する質問

　これらの5つの質問によって，治療者は，クライアントのプロフィール，すなわち，ギャンブル問題を解決できるという思い，先週どれだけギャンブルをしたかったかという欲求，ギャンブルをした回数，ギャンブルに費やした時間，先週ギャンブルに費やしたお金の額，といった情報を素早く入手できます。これらの質問は，優れた基礎的な測定法であり，それによりクライアントがアンケートを書き終えた段階で治療者は即座に信頼性の高い構図を描くことができます。

　興味深いデータ収集の効能に加えて，これらの測定法はとても簡単に使用できるという利点があります。これにより私たちは，治療中にクライアントの行動の変化を評価するために，途中ですぐに評価に戻ってくることができるのです。

　ギャンブルに関する質問のエクササイズをするための書き込み用紙は，対応するワークブックに収載されています。また，the Treatments That Work™ のウェブサイト www.oup.com/us/ttw でコピーをダウンロードできます［訳注：英語］。書き込まれたエクササイズのサンプルを図2.1に示します。

自覚された自己効力感のアンケート

　クライアントは考え得る限りで最も危険な状況を記載し，それらの状況のひとつにおいて，自分がギャンブルへの衝動に抵抗できる程度を推定します。この練習により，治療者はどの状況に対して注意すべきでありまたクライアントのニーズに合った行動介入の計画を立てる必要があるかを決めることができます。

　このアンケートは対応するワークブックに収載されています。また，

ギャンブルに関する質問

質問1と2について，あなたが先週に感じた程度に該当する番号を◯で囲んでください。

コントロールの自覚

1. あなたはどの程度ギャンブル問題を解決もしくはコントロールしたと思いますか？

0 —— 10 —— 20 —— 30 ——(40)—— 50 —— 60 —— 70 —— 80 —— 90 —— 100%

まったく解決しなかった　　わずかに　　ある程度　　かなり　　完全に解決した

ギャンブルへの衝動

2. 先週，あなたはどの程度ギャンブルへの衝動を感じましたか？

0 —— 10 —— 20 —— 30 —— 40 —— 50 —— 60 ——(70)—— 80 —— 90 —— 100%

まったく　　わずかに　　ある程度　　かなり　　完全に

ギャンブルの頻度

3. 先週あなたは何回ギャンブルをしましたか？

　2回

4. 先週あなたはどのくらい（何時間，何分）ギャンブルに時間を費やしましたか？

　1時間半

5. 先週あなたはどのくらいのお金を賭けましたか？

　12,000円

図 2.1　ギャンブルに関する質問の回答例

the Treatments That Work™ のウェブサイト www.oup.com/us/ttw でコピーをダウンロードできます［訳注：英語］。書き込まれたアンケートのサンプルを図 2.2 に示します。

第2章　治療前の評価　　　21

自覚された自己効力感のアンケート

あなたがギャンブルを過剰にしてしまいそうなハイリスクな状況について述べてください。（例えば，「退屈していて，することがないとき」「上司と言い争いがあった直後」）そして，今まさにあなたがその状況に直面した場合に，ギャンブル習慣をコントロールできる自信のほどを，0～10点で評価してください。

状況1　　退屈して何もすることがないとき
もしあなたが今その状況に直面したら，あなたはどの程度自分のギャンブル習慣をコントロールする自信がありますか？

0 —— 10 —— 20 —— 30 —— 40 —— 50 —— 60 —— 70 —— 80 —— 90 —— 100%
まったく　　　　わずかに　　　　　ある程度　　　　　　かなり　　　　　　完全に
ない

状況2　　上司と言い争いになった後
もしあなたが今その状況に直面したら，あなたはどの程度自分のギャンブル習慣をコントロールする自信がありますか？

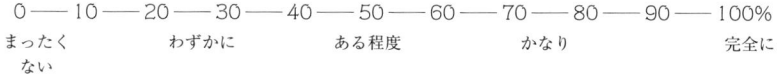

状況3　　自分の人生がめちゃめちゃになっていると感じたとき
もしあなたが今その状況に直面したら，あなたはどの程度自分のギャンブル習慣をコントロールする自信がありますか？

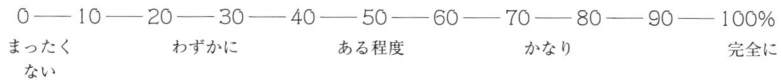

図2.2　自覚された自己効力感のアンケートの記入例

日々のセルフモニタリング日記

　私たちは，治療の全行程を通じてクライアントに日々の観察日記をつけるよう求めることがとても有用であることを発見しました。クライアントは日々のセルフモニタリング日記の中で自分のギャンブルに関する

様々な情報を記録します。日記は対応するワークブックに収載されています。また，the Treatments That Work™ のウェブサイト www.oup.com/us/ttw でコピーをダウンロードできます［訳注：英語］。

　日にち単位で日記をつけることにはいくつもの利点があります。ギャンブル障害患者は自分のギャンブル問題を過小評価しがちであるため，この枠組みにより，ギャンブル問題，ギャンブルに対する欲求の強さ，そして費やしたお金の額により意識を向けさせることができます。さらに，この枠組みによってクライアントは自分の治療の進み具合をモニターすることもできます。それゆえクライアントは治療を通じて起こった変化をより定量化，客観視できるようになるのです。この枠組みは，治療であまり改善が見られないようにクライアントが感じた際にも，進捗の程度を実感することを助けてくれます。最後に，この枠組みはその週にあった出来事に関する正確な情報を提供してくれます。クライアントは，ギャンブルに対するコントロール感覚やギャンブルに対する欲求を，毎日0〜100までの範囲で評点します。またギャンブル障害患者はその日何回ギャンブルをしたか，何時間ギャンブルに費やしたか，いくら金を失ったかを明確にします。最後に，クライアントは一日を通じて感じたことや，ギャンブルへの衝動をもたらした文脈や出来事を記載するよう求められます。日記の記入例は図2.3にあります。

結　論

　過剰なギャンブルを行う者の評価には様々な次元が含まれています。特定の基準に基づく診断を行うことに加えて，治療者は，ギャンブル問題の端緒と発展に関する病歴，クライアント毎の特有のギャンブル習慣，ギャンブルに関するクライアントの信念と考え方といったことに関する情報を得ることも必要です。治療者はまた，アルコールや薬物依存といった他の問題の存在も評価することになります。これらはギャンブ

第 2 章　治療前の評価

日々のセルフモニタリング日記

日付	2006年4月27日	2006年4月28日	2006年4月29日	2006年4月30日	2006年5月1日	2006年5月2日	2006年5月3日
1. 私のギャンブル問題はどの程度コントロールできていると感じているか？ 0―1―2―3―4―5―6―7―8―9―10 まったく　若干　ある程度　かなり　完全に	50%	30%	10%	0%	30%	50%	60%
2. 今日のギャンブルの欲求はどの程度か？ 0―1―2―3―4―5―6―7―8―9―10 なし　弱く　平均的ある程度　高く　とても高く	60%	80%	90%	100%	30%	0%	0%
3. 私はギャンブルをどの程度設定できると感じているか？ 0―1―2―3―4―5―6―7―8―9―10 まったく　若干　ある程度　かなり　完全に	80%	60%	0%	0%	90%	90%	90%
4. 今日私はギャンブルをしたか？	いいえ	いいえ	はい	はい	いいえ	いいえ	いいえ
5. 私はどのくらいの時間（時間、分）ギャンブルに費やしたか？	なし	なし	2時間半	1時間	なし	なし	なし
6. 私は勝ち分を除いてどのくらいの金をギャンブルに費やしたか？	なし	なし	17,000円	20,000円	なし	なし	なし
7. あなたの精神状態や今日あった特定の出来事を特定してください。	とても忙しくてギャンブルをする頻度を眺めすがなかった。	疲れていた。ギャンブルのことを色々考えていた。	疲れていた。ギャンブルをして落ち込んでいた。ギャンブルのことを恥ずかしく考えていた。	とても悲しくてイライラしていた。月末までに25,000円以上失ってしまった。	イライラしていた。ジーンから離れなければならないことはわかっている。	こんなに調子が良いんだから作らなければならない。	今日の仕事は好調だった。この調子を維持したい。

図 2.3　日々のセルフモニタリング日記の記入例

ル問題やその治療に干渉するおそれがあります。私たちはギャンブル障害患者を評価するために利用できる評価ツールを提供します。それらすべてが個々のクライアントの評価に必要でなかったとしても，その一つひとつはおそらく様々な理由で有用でしょう。

　最後に，私たちがギャンブル障害患者とともに経験した事実から，例えば不安や抑うつといった様々な要素についても評価することが，適切な介入計画を作り上げるために不可欠であるということが判明しています。自らの破滅的なギャンブル習慣に終止符を打ちたいと願っているギャンブル障害患者をよりよく理解するためには，有効と思われる他の社会資源，例えばクライアントの家族や友人と話をするといったことも行うべきでしょう。

動機付けを高める

第3章
動機付けを高めるセッション
（ワークブックの第3章に対応）

必要な素材

- ■エクササイズ：利点と欠点
- ■エクササイズ：私はギャンブルのここが好き
- ■エクササイズ：私はギャンブルのここが嫌い
- ■エクササイズ：私がギャンブルを止めたい理由は……
- ■エクササイズ：今の生活にギャンブルが占める場所
- ■エクササイズ：治療終結時にギャンブルが占める場所
- ■日々のセルフモニタリング日記

達成目標

- ■クライアントが治療により達成したいと思っているゴールを明確にし，葛藤を探り解消することにより，変化のための内面的な動機付けを高めること

要　点

- ■治療前評価を振り返る
- ■日々のセルフモニタリング日記を用いて，ギャンブルを行ってい

る状況，ギャンブルで予定より多くの金や時間を使うに至った契機（感情や出来事など），ギャンブルへの欲望や衝動を駆り立てている認知の歪みを描出する

概　説

　Miller（1983）が作成し，後にMillerとRollnick（1991）によって確立された，モチベーショナルインタビューの理念とスキルに基づくならば，この初回治療セッションのゴールは，クライアントが葛藤を探り解消することを支援することによりその行動変容を促すことにあるといえます。変化への動機付けを高めるためにクライアントと協働している間，変化への動機付けはあくまでもクライアント自身から生まれなければならず，無理強いは無用であるということを心に留めておくことが大切です。あなたの仕事はクライアントの行動変容を刺激するための内面的な価値観や目標を識別して動員することです。なお，直接的な説得は葛藤の解消のためにあまり有効な方法とは言えません。問題の緊急性と変化に伴う利益についてクライアントを納得させることにより援助者として振る舞うことを試みたい誘惑があるかもしれません。しかし，そのような戦術は一般にクライアントの抵抗を強め，変化の可能性を減じてしまうことが半ば明らかにされています（Miller, Benefield & Tonigan, 1993; Miller & Rollnick, 1991）。そのうえ，モチベーショナルインタビューは一般に静かで誘導的なものです。直接的な説得，攻撃的な対峙や口論は，このカウンセリングスタイルとコンセプト的に反するものであり，このアプローチにおいては明示的に禁止されています。治療者はクライアントの否認を直面化したいという願望から攻撃的戦略を導入したいと思うかもしれませんが，それはしばしばクライアントを本人も望んでいない方向へと変化させてしまうことにつながります。

評価の要約

クライアントに対して，治療前評価の結果の内容を説明してください。クライアント自身の力を引き立て，ギャンブルをやめることがいくつかの重要な領域（不安，抑うつ，生活満足度）の最終的な改善をもたらすことを説明してください。

変化への動機付け

クライアントの変化への動機付けを理解するために，ギャンブルを変えることに関する決意をもたらした理由について話し合いましょう。よりギャンブルを減らすかまたはやめるための努力をする準備ができているでしょうか？　どのような潜在的問題が予想されますか？　変化の達成目標は何ですか？　その理由は個人的（内面的な動機付け）なのか，それとも変化しろというプレッシャーが誰か別の人からもたらされたもの（外面的な動機付け）でしょうか？　治療を通じてクライアントが達成したい目標について話し合うことも重要です。「ほとんど再発リスクのない状態で一定の期間制御されたギャンブルを維持するところに戻って来る能力を持ったギャンブル障害患者もいる」にせよ，「治療に伴いコントロールされたギャンブルを維持できる患者を同定する予測因子が利用できるようになるまでは，望ましい治療目標として完全な禁欲を奨励することが慎重であるように思われる」のが現状です（Blaszczynski & McConaghy, 1993; Blaszczynski et al., 1991）。

クライアントの変化への動機付けを増強するために，ワークブックにある利点と欠点のエクササイズをクライアントとともに仕上げてください。完成例は図 3.1 にあります。利点と欠点について話し合う際には，具体的事実（金銭）も感情（自己効力感，罪悪感）も価値観（家族，誠

実さ）も同じように列挙してください．変化することの利点が同定された際には，それを証明し言い換えることで強化しましょう．過剰なギャンブルがクライアントの生活に与える悪影響について強調してください．

宿　題

クライアントに対し，ワークブックの中から以下の練習をやり遂げるよう指示してください．

- ☞ 私はギャンブルのここが好き
- ☞ 私はギャンブルのここが嫌い
- ☞ 私がギャンブルを止めたい理由は……
- ☞ 今の生活にギャンブルが占める場所
- ☞ 治療終結時にギャンブルが占める場所

クライアントは日々のセルフモニタリング日記も書き続ける必要があります．

最初の3つのエクササイズによって，クライアントは第一に何がギャンブルに向かわせているのか，そしてなぜその行動を変えたいのかについてより深く考えることができるようになる，ということをクライアントに説明してください．

次に，「今の生活にギャンブルが占める場所」と「治療終結時にギャンブルが占める場所」によって，クライアントは今の自分の生活においてギャンブルがどの程度を占めているのかを明確にすることができ，治療が終了した時点でギャンブルを続けていたいか否かについてゴールを設定することができるということを説明してください．

最後に，ギャンブル日記を紹介し，今から次のセッションまで毎日日

利点と欠点

ギャンブルの良いところ （ギャンブルが私にもたらしてくれるもの）	ギャンブルを止めることの弊害 （ギャンブルを止めることで私が失うもの）
・ギャンブルをしている間，私は日々の問題から離れていられる。 ・勝てばとても気持ちいい ・退屈しのぎになる ・ギャンブルが好き。ゲーム全般が好きだ	・好きな「趣味」を失う ・ギャンブルで興奮する（とてつもなくハイになれる）のが恋しい ・失った金を永遠に取り戻せないということを受け容れなければならない ・借金に向き合わねばならない
ギャンブルの悪い結果 （現在および将来ありうる問題）	ギャンブルを止める利点 （ギャンブルを止めることで私が手に入れるもの）
現在： ・金銭的問題（借金に追われている） ・夫婦間の問題（お金やウソに関する言い争い） ・家族と一緒に過ごすためのお金と時間がとれない ・家と車のことをケアできない（家の窓は修繕が必要。車の排気口を修理してタイヤの交換が必要） ・自分自身をケアできない（散髪して，歯医者に行かなければ） ・自分に自信が持てない。こんな自分が恥ずかしい ・心配事，眠れない ・他の活動に興味が持てない ・かつて大事にしていたものを失ってしまったような気がする ・嫌な考えが浮かぶ 将来： ・家を失ってしまうかもしれない ・妻と子どもを失うかもしれない ・うつ？　自殺？　もし何もしなければ，自分自身を亡くしてしまうかもしれない	・自分と家族のためにより時間を割ける ・ときには「実物」にお金をかけられる。ギャンブルしているときには無視していたような物にお金を使うことができる（家族との活動，妻とディナーに行く，自分のためのささやかな楽しみ，家や車を補修する） ・金を失う辛さがなくなる ・ウソをつかなくてすむ ・友人や同僚に会うとき恥ずかしい思いをしなくてすむ ・よく眠れる ・本当の価値を取り戻せる。本当の私を再発見できる。 ・やりたいプロジェクトにお金をかけることができる（こどもがあまり大きくならないうちに，家族でキャンプに行くために，キャンプカーを買いたい） ・未来についてより楽観的になれる

あなたがギャンブルしたいという強い誘惑に駆られたときのために，このページのコピーを，財布の中かまたはどこか見やすい場所に入れておきましょう。

図3.1　記入済の利点と欠点ワークシートの例

記をつけるようクライアントに指示してください。

行動への介入

第4章
セッション2＆3
（ワークブックの第4章に対応）

必要な素材

- ■問題になるギャンブル行動の連鎖
- ■練習：私のハイリスクな状況
- ■ハイリスクな状況を避けるための戦略
- ■練習：私のハイリスクな状況に対処する
- ■問題解決のための5ステップ（選択）
- ■問題解決の練習（選択）
- ■日々のセルフモニタリング日記

達成目標

- ■過剰なギャンブルを引き起こすような出来事の連鎖について，またそのような連鎖におけるハイリスクの重要性についてクライアントが理解できるようにすること
- ■ハイリスクに対するクライアントの自覚を高めること
- ■ハイリスクな状況を避けるために用いる具体的な戦略をクライアントが同定するのを助けること
- ■問題解決のための5ステップをクライアントに教えること

要 点

- 先週のレビューを行う
- 日々のセルフモニタリング日記を用いて，クライアントのギャンブル体験が起きるような環境を理解する。その環境に含まれるのは，
  - たくさんの金を賭けさせ予定以上の時間を使わせるような引き金（感情，出来事）
  - ギャンブルへの欲求を促すような認知の歪み
- クライアントが先週やってきた宿題などをレビューする
- 過剰なギャンブルを引き起こす行動の連鎖について説明する
- クライアントにとってハイリスクな状況を同定する
- 行動戦略を選択する
- 問題解決の5ステップを検証する

概 説

　私たちは，様々なリスクのある状況について，およびクライアントがそれらに対処できるようにする行動介入を提示します。私たちはそれらリスクのある状況をいくつかのカテゴリに分類しました。例えば，ギャンブルへの曝露，経済状況，関連する問題，自由時間，アルコールやドラッグの使用です。日常生活上の問題をテーマとして扱うセクションもあります。最後に私たちはクライアントが究極の目標すなわちギャンブルの節制を獲得するのを援助しやすい戦略のリストを提案します。しかし認知的介入なしでは効果の限界があることは言うまでもありません。そのため，これらは認知療法への補足として用いるのです。

リスクのある状況と関連する戦略

　ギャンブルを招くのはリスクのある状況そのものではなく，むしろそこで刺激されて生じた誤った思考である，ということを改めて強調しておくことは最も重要です．幸いなことに，ギャンブル障害患者はそのような状況において短絡的に行動するのみならず，自らの思考を修正するように振る舞うこともできるのです．

ギャンブルへの暴露

　賭場の中にいるということは，明らかにリスクのある状況の代表と言えます．もしギャンブル障害患者がしばしばそのような場所に通うことに固執すれば，ギャンブルに対する衝動を繰り返し刺激され，抵抗することが難しくなるでしょう．ギャンブルの利用しやすさ，通いやすさが増加している状況では，継続的にギャンブルを避けることができると考えるのは現実的でありません．しかし，私たちはギャンブル障害患者が自主的に賭場から身を引くことができるということも知っています．それこそが，ギャンブル障害患者がギャンブルを止めることを望んだ際に行う最初の行動だと言えます．

　ある種のカジノでは，ギャンブル障害患者に，施設から自らを締め出すようなプログラムを提供しています．こうした自己隔離プログラムでは，ギャンブル障害患者は施設のセキュリティサービスに会い，自己隔離フォームにサインします．賭場に再び入ろうとしたときに警備員が同定できるように顔写真が撮られます．自己隔離の期間は，ギャンブル障害患者の要望やカジノのある場所の基準によって様々です．契約は数カ月に及び，数年に延長されることもあります．この方法は極めて有効と思われます．警備員に咎められ，締め出される屈辱に晒されることを想像して，多くのギャンブル障害患者がカジノへ行くことを諦めることが

できます［訳注：将来的には日本でもこのようなプログラムおよび関連法令の整備が行われる可能性がある］。

　しかし，このような形式のプログラムを提供していない施設もあります。その場合はどうしたらいいでしょうか？　ギャンブル障害患者が自らギャンブル習慣の対象になっている施設の責任者に会い，自らの問題を説明し，その地に立ち寄ることを拒否してもらうように依頼することもできるでしょう。しかし，保証はできません。喜んでギャンブル障害患者の治療過程を支援してくれるオーナーもいれば，要望を断られることもあるでしょう。

　自己隔離は疑う余地なく，ギャンブルへの暴露を避けるためにまず行うべき戦略です。このステップを拒否したギャンブル障害患者は二律背反に晒されます。クライアントが自己隔離を拒否することもありえます。彼らは，そのようなことは自分自身でコントロールするのが絶対的な原則だとか，もし自己隔離を行ったとしたら自己隔離契約の終了と同時に賭場に向かって走るに違いないなどと主張するでしょう。実際のところ，自己隔離は一見荒療治であるように見えますが，それはギャンブル障害患者のための強いツールとなる場合が多々あります。それは頼もしい味方になり，ギャンブル障害患者が自分の思考を修正するためのより良い方法を体得するまでの間，自分を守ってくれる武器になるのです。

　もしも特定の賭場から自分自身を締め出すことが不可能な場合には，クライアントは自分がギャンブルに暴露されるリスクのある様々な状況に直面することをあらかじめ予測しておかなければなりません。ここではそのような状況を取り扱うのに役に立つ戦略を紹介します。

　賭場の近くにいることがわかった場合
　多くのギャンブル障害患者は，仕事が終わった後こそが最もギャンブルしやすい瞬間だと述べています。私たちは通常，毎日同じ道順で帰宅

するので，普段ギャンブルを行う場所を帰りがけに通過するのを避けることが難しいのです。この場合，クライアントに対して次のように提案するのが良いでしょう。

- ◆道順を変え，仕事から帰宅するまでにギャンブルのできない道を選んでみましょう。
- ◆構造的に，自分がギャンブルをできる場所に行くのを避けましょう。もし何が何でもバーに行くというのであれば，ギャンブルマシーンや両替所のないところにだけ行くのが良いでしょう。

近隣にカジノがあることを考慮して休暇を計画したり，甲板にカジノがあるクルーズに乗ったりするギャンブル障害患者もいます。そんなクライアントに対して私たちは，休暇の計画を見直し，目的地を変更するよう提案します。

賭場に入ってしまった場合

もしも賭場を避けようとしたにもかかわらずそこに立ち入ってしまった場合について，治療者は次の提案を行うことが考えられます。

- ◆ギャンブルの端末や，チップが売られているカウンターから，なるべく離れた場所に身を置きましょう。スロットマシーンの近くにいると，賭場から離れる前に他の客が大勝したり大負けしたりするのを目の当たりにする危険があります。結果はどうなるかというと，クライアントは「幸運が舞っている」と考え，同じようにギャンブルをする誘惑に駆られるか，逆に「他の客が負けたのでスロットマシーンはジャックポット寸前になっている」と信じることでしょう。
- ◆ギャンブルの内容や結果などについて，スタッフや他の客，友人などに尋ねることは避けましょう。

賭場の中に独りでいることに気づいた場合

　賭場に入ってしまっても，誰かと一緒であればさほど問題にはならないクライアントもいます。事実，ギャンブル障害患者は友人と連れ添ってバーに入った際はギャンブルの誘惑にあまり駆られないのが通常です。ギャンブルに関する何らかの思考が突然浮かんだとしても，友人の存在が頭を占め，危険から引き離してくれるのです。他方，賭場に独りで入った場合は，ギャンブルに屈服する可能性が高くなります。この場合，治療者はクライアントに対し，決して単独で賭場に行かないよう提案するのが良いでしょう。クライアントは同行者が賭場を離れるときは一緒に施設から出るべきです。仮に飲み物を飲み干すためにしばらく余計に留まりたいと思ったとしても。なぜなら，独りになった途端にギャンブルの考えが誘惑を始めることは火を見るより明らかだからです。

ギャンブルに誘われた場合

　ギャンブルへの誘いを受けるのもまた考慮に値するリスクのある状況であるといえます。クライアントは誘いを断るのが難しいと感じているでしょうか？　その場合，治療者はクライアントとともに次のようにすることができます。

◆自己主張を学び，このような申し出を断るための戦略を確立させましょう。この観点からは，ロールプレイが自己主張の練習に役立ちます。練習を通じてクライアントはまず「ノー」と言うことを学びます。最初は治療者がモデルとしてやってみて，次にそれぞれの役割を演じてみてください。クライアントが誘いを断るための振る舞いや言い回しを用いて自分の拒否感を上手に表現できるようになったら，他者との日常的な交渉でそのスキルを使ってみるよう，クライアントに促してください。

◆ギャンブル問題について家族や友人と話し合い，そして自分は困難に対処しつつある過程なのだと伝えるよう，クライアントに勧め

てください。クライアントの家族や友人に，クライアントの克服過程を援助したいと望むのであればバーや賭場に誘ってはならないのだということを知ってもらう必要があります。もしクライアントの友人の多くが多かれ少なかれギャンブル活動に関与しているというのであれば，クライアントのそのような人間関係を再検討するなり疑問を呈するなりといった必要があるでしょう。

経済的問題

　ギャンブル習慣を維持させている最大の要素は何でしょうか。明らかに，それは利用可能なお金です。この事実は明白かつ論理的です。ギャンブル障害患者は，より多くのお金を持つほど，より危険なギャンブルをします。したがって，ギャンブルへの接触の回避に加えて，私たちは，クライアントができる限り金銭への接触を制限するよう提案するべきです。クライアントは，一時的に家族または第三者にお金の管理を委譲するか，あるいはファイナンシャルプランニングのサービスを利用することができるでしょう。

　親しい友人や親類は，ギャンブル障害患者がよりよく収入と支出を管理し，特に彼らが必要不可欠な需要（衣食住）をやりくりしたり，負債やローンにうまく対処したりするのを助けることができます。自分の経済状態を親しい友人か親類にコントロールされることを屈辱と感じるクライアントもいるでしょう。しかしながら，全てを失うリスクよりは短期的に屈辱を受けるほうがマシだと理解できるクライアントもいるだろうと思われます。

　治療者とクライアントは，クライアントの収入および経常支出に基づいた資金繰りを確立する方法を学ぶため，ファイナンシャルプランナーや同種の組織にサービスを依頼する可能性について議論することもあり得ます。ファイナンシャルプランナーはクライアントとともにその経済状況を評価し，取るべき行動を提案してくれるでしょう。

このファイナンシャルプランナーは，クライアントに付き添って，破産を申告するか借金を統合する手順を踏むといった様々な手続きを行うこともあり得ます。もしクライアントが自分の経済的見通しを明らかにできれば，ギャンブルによってお金を稼ぐという考えに圧倒されにくくなり，より治療に専念しやすくなるでしょう。

　しかし，もしクライアントがこれらの戦略に頼ることができない場合には，治療者は特定の状況においてギャンブルの衝動をなだめるためのより単純な方法を示すことになります。クライアントが手元に現金を持っているのであれば，携帯する金額を制限すべきでしょう。まったく金銭を持ち歩かないようクライアントに勧めるのもひとつの手です。この方法は陳腐もしくはふざけているように思われるかもしれません。しかし，実際にはギャンブル障害患者にとっては，小銭を持ち歩くことも，少額を賭けて手早く勝とうとするための口実になり得るのです。

　お金を取り扱うにあたり，クライアントは以下の行動について考えてみるべきです。

- ■クレジットカードを解約すること
- ■キャッシュカードやデビットカードなどを持ち歩かないこと。これがあるとギャンブル障害患者はお金に直接触らずに買い物をしたり，安易にお金を引き出したりすることが容易になります。さらに何かを買うときに残高が見られなくなってしまう問題もあります
- ■預金を引き出すには必ず連名が必要であるようにして，銀行口座への接触を制限すること
- ■友人，家族，賭場のオーナーに対して，自分にお金を貸さないよう，あらかじめ明確に説明しておくこと

　給料，取り分，贈与などで定期的な収入のあるクライアントについては，以下の方法が有効です。

- ■現金収入が自動的に銀行口座に振り込まれるようにすること。これ

は現金に触れる機会を避けるためです
- 銀行口座にお金を入れる際には親しい友人か親類と一緒に行くこと
- 配偶者または信頼できる人にお金を預けること
- 給料日の計画をあらかじめ立てておくこと。その日の活動や詳細な動きをすべて計画しておくこと
- 次にお金が入る日について友人や親類に警告し，対策を話し合っておくこと
- 入金があったことを直に取り扱うことのないよう，郵便物を調べるのは他の人に任せること

お金がないという状況は，お金に接触するリスクの高い状況でもあります。事実，経済的問題を抱えたギャンブル障害患者は支払いや借金を何とかすることに完全に取り憑かれています。結果として，最初のうちは問題に対処する現実的な解決策を探していても，最後にはギャンブルこそお金を稼ぐ最も早い手段だと言うようになってしまいます。それでたとえ全てを失うことになったとしても。それゆえ，幾多のリスクのある状況は経済的資源の枯渇と直接結びついていると言えます。ここにいくつか例を挙げておきます。

- 衣食住に払う金がない
- 請求書を受け取る
- 前の夜に負けた
- 好きな人のために誕生日プレゼントを買いたいと思う
- 外出や余暇活動に誘われたが，参加するだけの十分なお金がない

どうやってこのような経済的ストレスを緩和したらいいのでしょうか？　シンプルな解答は「コミュニケーション」です。ギャンブル障害患者は自分のギャンブル問題を友人や家族と積極的に話し合うべきなのです。

関係性の問題

　ギャンブル障害患者は自らのギャンブル問題のためしばしば孤立し，少しずつ友人や家族のことを諦めていきます。両者の溝は双方が作り出していくものなのです。ギャンブル障害患者のほうから溝を深めるのはギャンブル活動により自身の問題に沈み込んでいくためであり，その家族は疲弊と苛立ちにより溝を深めていくことになります。治療過程や回復の時期を通じて，ギャンブル障害患者は自分の過剰なギャンブルの結果とともに生きることを学ぶことになります。より簡単に介入できる事例もありますが，忍耐強さを要することもあります。なかなか家族の元に戻れなくなるクライアントもいます。なかには関係性が完全に破綻してしまい，元通りに戻れなくなることもあり得ます。それはなぜでしょうか？　家族や友人の多くはギャンブル障害患者を信用できなくなっているためです。ギャンブル障害患者は過去に自分のギャンブル問題の深刻さを隠すために何度もウソをついているので，家族や友人は真実とウソを区別する方法がわからなくなってしまっています。信用とは魔法のように回復するものではなく，緩やかに獲得されていくものです。ギャンブル障害患者は信頼回復に努めねばなりません。この難しい局面はしばしば落胆の感情を引き起こします。というのは，ギャンブル障害患者がギャンブルを止めるよう努力しても，家族や友人からはあまり励ましをもらえないことが多いからです。家族や友人は，ギャンブル障害患者が本当に信頼に値するということに関して盤石の根拠を求めるものです。

　しばしば，ギャンブル障害は社会的ネットワークの悪化をもたらします。ときにギャンブル障害患者は他者から孤立します。そして家族や友人は，次のいずれかの理由から溝を深めます。ひとつは，もはや患者と共通の関心を持てなくなるためであり，もうひとつは，度重なる金の無心やギャンブルの借金の返済の遅延に耐えられないためです。ギャンブル障害はあらゆる事例において孤立を悪化させています。人間関係が完全に破綻してしまうこともあります。

ギャンブルを止めることで，ギャンブル障害患者は自らの孤立と向き合うことになり，この孤独感はむしろ他のリスクとなる状況を作り上げます。治療者はこのことをクライアントに警告し，少しずつ友人との接触を再開できるように援助していく必要があります。

　ときにギャンブル障害患者は孤独を好むパーソナリティを有していて，ギャンブルによる孤立が問題を引き起こさないこともあります。それでも彼らは，どうして良いかもわからぬままに他者との関係を確立する必要性を感じることでしょう。つまり，ギャンブル自体が共同体意識を提供しているのです。ギャンブルを止めることにより，ギャンブル障害患者は空虚感や不快感を覚える可能性があります。治療者は，クライアントが友人との輪を作るか，もしくは少なくとも１つか２つの人間関係を開始するよう提案するのも良いでしょう。もしクライアントがどうやって新たな人間関係を構築すればいいかわからないときは，治療者は社会生活技能訓練を行うこともできるでしょう。

職業や活動の喪失

　ギャンブルを止めることは，ギャンブル障害患者の日々の生活に避けがたい影響をもたらします。つまり突然自由な時間がたくさんできてしまうのです。ギャンブルに自分の時間のすべてをかけるようになる前，クライアントの活動や興味は何だったでしょうか？　趣味は？　多くのクライアントは，ギャンブルが自分の生活における重要性を増すにつれて他の数ある活動を無視したり完全に諦めたりするようになったということに気づくようになります。新しい娯楽を見つけたり，過去に諦めた活動を再開したりすることが比較的簡単なクライアントもいます。さらに，活動的でいることは，ギャンブルに関する思考に溺れかけるような怠惰な期間を避けることにもつながります。動き始めれば，クライアントは自分がギャンブル以外の活動に従事することで，より低コストで有益に満足感を得られることに気付くでしょう。

引っ込み思案で，空虚を満たすために常にギャンブルしているギャンブル障害患者もいます。この空虚感は彼らの人間関係の欠如を反映しているのかもしれません。あるいは怠惰もしくは関心や活動の欠乏の現れかもしれません。この場合，治療者の援助を得てクライアントは，実行可能で興味を引きそうな（新規の，もしくは以前やっていた）活動をリストアップすることになります。

私たちは，誰かと一緒に行う活動と同じように，独りでできる活動も見つけるよう提案します。過去にギャンブルが引き起こしていたアドレナリン放出と同じ感覚を求めて，危険や刺激に巻き込まれる活動を求めるギャンブル障害患者もいます。この場合は，自分の好奇心を満たす別の活動を見つける必要があるでしょう。

ここで選択肢を考慮するに当たっては，「好ましい活動」という考え方はあまり意味を持ちません。この時点で重要なのは，新たな興味を発見するために余暇を満たすことであり，それが再発のリスクを下げることにつながります。また，ギャンブルのために失われるお金の一部を，より健康的で良い結果をもたらす活動のために消費するという意味合いもあります。クライアントはこれらの方法をおそらく自発的に選択することができますが，どこから始めて良いかわからない場合には，途中過程において治療者の援助を必要とすることもあります。

アルコールやドラッグについて

アルコールやドラッグを使うと，ギャンブルに抵抗する意志の力を極めて弱めてしまいます。アルコールは賭場でしばしば販売されているため，ほとんどのギャンブル障害患者はアルコール飲料を飲みながらギャンブルに興じています。言うまでもなく，アルコールの薬理作用は，ギャンブル障害患者の知覚を損ない，ギャンブルを開始しそして続けることの深刻さを自覚することを妨げてしまいます。すべてのクライアントに対して，アルコールやドラッグの悪影響を警告し，使用量を減らす

よう促すべきです。

　もしギャンブル障害患者のアルコールやドラック消費が過多だったり依存が深刻な問題になったりしている場合には，適切な社会資源を紹介する必要があります。ときに治療者はアルコールとギャンブルの問題を同時並行的に取り扱います。しかし，アルコールやドラッグの乱用はクライアントの思考や行動をコントロールするのに必要な能力や洞察性を損なうということを治療者は心に留めておくべきでしょう。例えば，いくら日焼け止めを塗っておいても水に飛び込めば効力は半減してしまいます。ギャンブルの治療はおそらく有用ですが，ひとたびクライアントが飲酒してしまうとクライアントは状況を批判的に吟味する力を失い，治療効果の大半が損なわれてしまいます。結局のところ，ギャンブル問題を取り扱うに当たっては，クライアントはアルコールやドラッグの問題を先に解決することが必要です。薬物依存の治療法に関する情報については他書（『Overcoming Your Alcohol or Drug Problem, Therapist Guide』［未訳］）を参照してください。

日々の問題（フラストレーション，失敗，拒絶）

　ギャンブル障害患者がギャンブルをする理由として大きな位置を占めているのは，金銭を得る魅力と，日々の困窮から逃れる必要性の2つです。お金を稼ぐという目的に沿ったギャンブル欲求については，認知的介入の過程において議論されます。しかし，ギャンブル問題以外にも様々な困難を抱えているクライアントもいます。その一つひとつの問題が彼らを再発に駆り立てるのです。日々の問題に対処できないことや問題解決能力が足りないことは，逃避への欲望を招きます。事実，解決を探るよりも逃避を好むギャンブル障害患者もいるのです。その場合，ギャンブルは，逃避と，たとえわずかにせよ金銭を勝ち取る可能性を提供する魅惑的な選択肢となってしまうでしょう。治療者は，ギャンブルに関する出来事の連鎖を明らかにして，クライアントが解決策を見つけ

表 4.1　問題解決のための 5 ステップ

A.	問題を明確に同定する／立ち止まって考える
B.	可能性のある，異なる解決方法をリストアップする
C.	それぞれの可能性を評価する
D.	解決策を選ぶ
E.	選んだ解決策を試す

ることを支援する必要があります。

　私たちがここで参照する問題は様々な形で現れうるものです。それらは，仕事の問題から家庭でのいざこざなど，日々の生活上の支障やハプニングであることもあります。問題となる状況は，怒りやストレスや悲しみや落胆を呼び起こすものです。クライアントがそのような問題に対し直接的に介入して対処する必要性に気付いて，自分で何とかしてみたいという意欲を示したなら，治療者は次の問題解決のステップ（表 4.1）を教えることができます。このステップに関するより詳しいハンドアウトはワークブックに収載されています。

　全員の問題に対する完璧な解決というような奇跡は存在しません。しかし，このステップは標準的なモデルを提供してくれますし，困難が生じたときクライアントがそれを解決するのを助けてくれるでしょう。まず，クライアントはこのやり方に慣れておく必要があります。やがてクライアントはエクササイズを繰り返すほどに問題解決の過程にかかる時間を短縮できることに気づくでしょう。これらのステップにより，状況について立ち止まって考え，良い決断をすることができるようになるのです。

　最後に，ギャンブル障害患者がギャンブルを止めることを試み，そして保つのを援助するための方法をリストアップしておきましょう。

■ギャンブラーズ・アノニマス（Gamblers Anonymous: GA）のようなセルフヘルプグループに参加しましょう。同じ問題を経験した他の人と会って，問題を共有することにより，ギャンブルを止

め，それを維持することが容易になります。ギャンブル障害患者は，同じ問題を経験した人の中に自分を支えて勇気づけてくれる人を見つけられるでしょう。いくつものGAグループがあります［訳注：数は少ないものの，日本にも同様の自助グループは存在する］。グループミーティングが嫌でなかなかグループに参加したがらないギャンブル障害患者もいます。私たちは，自分にはそのようなタイプの社会資源は合わないと結論づける前にいくつかのグループを訪ねてみることを勧めています。例えば，集団になじまない人や，GAの哲学に賛同しない人など，相互サポートが合わないギャンブル障害患者もいますが，それでもなおこのような社会資源は多くのギャンブル障害患者にとってとても助けになるものなのです

■ 愛する誰かの写真を携帯し，ギャンブルへの衝動が出たときにそれを見ましょう。写真は幸運をもたらすものではなく，その人への敬意と愛情によってギャンブルへの欲望を打ち破るために用いられるものです

■ ギャンブルへの衝動に脅かされないように，あらかじめ活動の計画を立てておきましょう

■ 時間の利用を効率的に管理し，暇を作らないようにしましょう

■ 新しい刺激的な活動を試しましょう

■ ギャンブルをするようになる前に楽しんでいた活動を再開しましょう

■ 他の余暇活動のためにお金を使いましょう

■ （短期的，中期的，長期的に）達成したいと願う具体的な目標を設定しましょう

■ 小さなカードにやる気を引き出す文章を書いてみましょう。例えば，「しっかりしろ」「ギャンブル禁止」「ギャンブルは問題を引き起こすだけだ」「私は家族と幸せに過ごすことを選んだ」など

結論として，行動介入には様々な側面があり，提案できる戦略も多岐に渡っています。行動戦略は，ギャンブルに関する誤った思考を修正することと並行して行われることで，介入の効果を高め，クライアントがギャンブルの中止を試みそして維持するのを助けるものです。これら2つのアプローチは互いを効果的に補完し，ギャンブル問題に可能な限り様々な角度から取り組むことになります。

問題になるギャンブル行動の連鎖の記述

　クライアントにとって問題になるギャンブル行動の連鎖について記述してください（図4.1）。この議論はクライアントがギャンブル問題を認知及び行動の両方のレベルから理解するのに役立ちます。

　ハイリスクな状況は激しいギャンブルに結びつく連鎖の第一歩です。ギャンブルへの強い欲望あるいは衝動は，通常，ギャンブルへの欲望を活性化させるような特定の文脈（状況とか環境）で起こるものです。これをハイリスクな状況と言います。活性化は，ギャンブルへの衝動を引き起こす思考形態（あるいは一連の思考）の中で起きます。ひとたび欲望や衝動が巻き起こると，それは維持され，ギャンブルの性質に関する他の認知によって強化されます。

　ギャンブルへの衝動が発生した後に続く，行動の連鎖における次の段階は，ギャンブルへの暴露です。ギャンブル障害患者は，友人に連絡をとってドライブに出掛け，そして車の中にいるときに，スロット現場に行くことで「終わり」をもたらします。賭場への接近は，そこに数分間留まってギャンブルをしようと即決するに十分な刺激となり，必然的にギャンブル行動をもたらすのです。

　その次は，ギャンブルの開始であり，特定の興味ある対象に対して相当の金額を賭けることです。一般にクライアントは「ゲームを試してみる」つもりでしばしば少額から賭けを始めますが，掛け金はすぐに増大

第4章　セッション2＆3

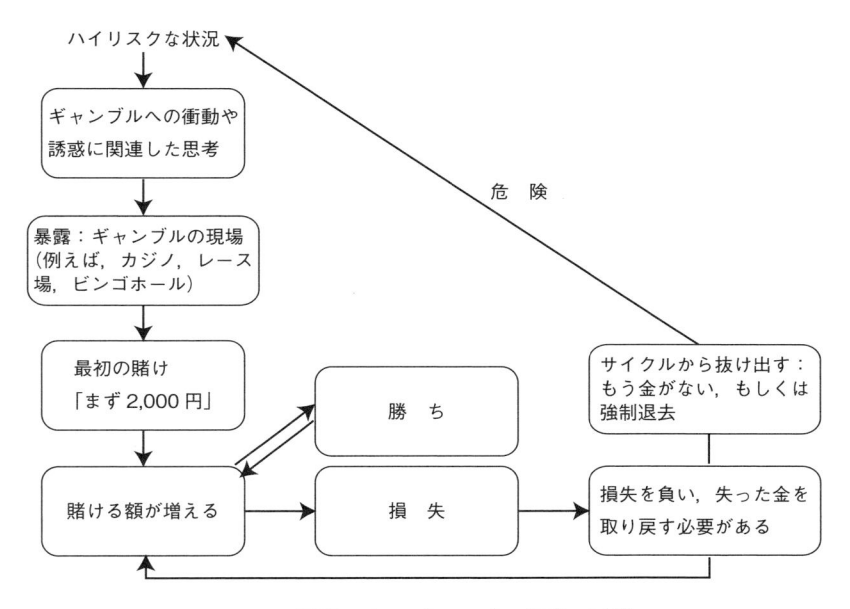

```
ハイリスクな状況
    ↓
ギャンブルへの衝動や
誘惑に関連した思考
    ↓
暴露：ギャンブルの現場          危　険
(例えば，カジノ，レース
場，ビンゴホール)
    ↓
最初の賭け                        サイクルから抜け出す：
「まず2,000円」    → 勝 ち        もう金がない，もしくは
    ↓              ↑              強制退去
賭ける額が増える → 損 失 →        損失を負い，失った金を
                                  取り戻す必要がある
```

図4.1　問題になるギャンブル行動の連鎖

していきます。

　この段階では，クライアントはたまたま勝ったり連続して負けたりするでしょう。いずれにせよ，次の段階は浪費の増大となります。問題のあるギャンブル障害患者にとって最初の賭けはほぼ間違いなくこの経過を辿って高額の浪費を招きます。たとえ彼らが偶然勝ったとしても，特に定期的にギャンブルしている場合，控除率（house edge）がある限り，ギャンブル障害患者の敗北は約束されています［訳注：どんなギャンブルでも胴元が運営費を一定額徴収しているため，ギャンブラーは長期的には損をするということを指す］。

　ギャンブルしている間，問題を抱えるギャンブル障害患者はしばしばギャンブルを続ける望みを燃やせるような他の思考や信念を楽しんでいますが，それは実際にはすべて間違っています。例えば，「ここのディーラーは私に幸運をくれなかったからテーブルを替えよう」「まだ少しし

か勝っていないけど，このマシーンは当たり始めたばかりなので，もっと続ける必要がある」といったものです。

　最後の2つの段階は，**損失を追いかけること**（例：失った金を取り戻そうとする）を含む行動の連鎖です。損失を取り戻したいという欲望が，ギャンブル問題の持続および悪化の中核にあります。なぜなら，それこそがクライアントをギャンブルに立ち戻らせ，不適切な経済損失を増大させるためです。ギャンブル障害患者は損失を取り戻そうとしてより深い経済的困窮に沈み込むという悪循環に捕まってしまいます。

　この段階では，経済的問題それ自体がギャンブルをより活性化させています。通常，損失を追いかけたエピソードの後でほとんどのギャンブル障害患者は不快感を覚えますが，問題のあるギャンブル障害患者はよりハイリスクな一連の思考を採択します。「もし1回でも大勝ちしたら私はギャンブルを止めよう」「この不運は私の落ち度だ。私は二度と作戦を変えない」など。結局，このような思考は，何らかの形で自責感を含む傾向にあります。「今回は非常に気が動転してコントロールを失っていた。他の人と同じように自分をコントロールしなければならない」といった思考は，一時的に**悪循環**を中断します。しかし同時に，様々な圧力がギャンブルの魅力を再び生み出します。例えば，お金がないこと，あるいは人間関係のしがらみなどです。しばらくはギャンブルから離れられるかもしれませんが，それがどれほど長い期間であっても，問題のあるギャンブル障害患者は未だ根本的な脆弱性を保持しています。そしてそのことは，次にハイリスクな状況が起きたときに実証されることになります。

ハイリスクな状況

　ワークブックのエクササイズ「私のハイリスクな状況」を用いて個人的なハイリスクな状況をクライアントに指摘しましょう。クライアント

にそれらの状況に関する詳細（例えば，いつそれが起きるのか，決まった曜日なのか，など）を述べるよう促してください。リスクのある状況が直接的にギャンブルにつながるわけではなく，むしろ間違った思考こそがリスクのある状況に刺激されるのだという考え方を強調してください。幸いなことに，ギャンブル障害患者はそのような状況に操られることもありますが，自らの思考を修正するように動くことも可能なのです。

行動戦略

ワークブックの「ハイリスクな状況を避けるための戦略」を見直し，効果的で使いやすいとクライアントが感じる戦略を同定しましょう。「私のハイリスクな状況に対処する」エクササイズを用いて，主なハイリスクな状況に効果的に対処できる戦略を確立できるよう，クライアントとともに考えましょう。

問題解決のための5ステップ

もし，クライアントのハイリスクな状況が問題解決技能の欠如によるものなのであれば，ワークブックの「問題解決のための5ステップ」練習へ進んでください。もしクライアントのハイリスクな状況のいくつかがコミュニケーションスキルの欠乏に依拠しているのであれば，リハーサルもしくはロールプレイテクニックを用いて，より効果的なスキルを例示することを考えましょう。

宿題

ワークブックから以下の練習を完遂するようクライアントに促しましょう。

☞ 問題になるギャンブル行動の連鎖

- ☞私のハイリスクな状況
- ☞ハイリスクな状況を避けるための戦略
- ☞私のハイリスクな状況に対処する
- ☞問題解決のための5ステップ（選択）

クライアントに，日々のセルフモニタリング日記を書き続けるよう促してください。

認知への介入

第5章
セッション4
（ワークブックの第5章に対応）

必要な素材

- 日々のセルフモニタリング日記

達成目標

- クライアントが最近のギャンブル体験の前，途中，そしてその後で抱いた誤った思考を同定すること

要　点

- 先週のレビューをする
- 日々のセルフモニタリング日記を用いて，ギャンブル体験が起きる環境，予定より多くの金と時間をギャンブルに費やす引き金となる感情や出来事，ギャンブルへの欲望や衝動をかき立てるような認知の歪みについて記述する
- 先週にクライアントがこなした宿題などを振り返る
- ギャンブル体験について分析する

概　説

　過度のギャンブルについて，その問題をよく観察することは，治療の大半を占める重要な段階です。このため，私たちは評価の最中において，最近のギャンブル体験の前とその最中とその後に彼らの脳裏をよぎった思考を明らかにするよう，クライアントに勧めます。「ギャンブル体験の観察」と呼ばれるこの段階は非常に重要です。というのは，この段階でクライアントは，自分を鼓舞し，ギャンブルに興じさせ，そしてギャンブル活動に囚われるような全ての思考について表現する機会を持てるからです。例えば，私たちは偶然を克服する能力に関する彼らの思考について尋ねます。どの程度勝ちを確信しているのか，もし勝つための戦略を用いようとしたら，おまじないを頼りにするのか，過去から未来を予測するのか，など。ギャンブルのゲームに取り組むための個人的な方法について語ることを求めましょう。その際，クライアントの思考や行動を一切批判しないことが重要です。

　ギャンブル体験についての観察によって，クライアントをギャンブルの誘惑に引きずり込む思考を暴くことができます。ギャンブル障害患者が勝利のチャンスや「システム」の裏をかく能力に関する間違った思考に傾倒するということは，それと同じだけの誤った信念を抱いているということです。ここで私たちが準備している治療は，そのような特定のタイプの思考を攻撃するものです。それゆえ，クライアントの誤った思考をよく把握することが，治療の最初の段階となるのです。

ギャンブル体験を分析する

　ギャンブル体験についての観察によって，ギャンブル体験の前と最中と後にギャンブル障害患者が楽しみがちな誤った思考が明らかになりま

す。私たちがギャンブル障害患者の誤った思考のことを知れば知るほど、ギャンブル障害患者が関連したエクササイズを行う際に対話を深めやすくなります。直近のギャンブル体験は、通常ギャンブル障害患者の心にまだ残っているため、観察は比較的容易なはずです。治療者は、ギャンブルの欲望を生み出した文脈、状況、要素、また衝動的に行動するように仕向けた思考を探り出すように努めてください。このような振り返りの作業の間に、勝利を確信したり予見したりするようなクライアントの誤った思考を明らかにするよう試みましょう。なおこの段階では、治療者は制約なしでクライアントに話をさせるように取り組んでください。クライアントの誤った思考に対して批判的にならない態度こそ、クライアントとの協働を勝ち取るための最善の手段であることに疑いの余地はありません。

　このエクササイズを始める前に、多くの質問をすることをあらかじめクライアントに伝えておいてください。そうすることで、クライアントが「尋問されているように」感じないようにすることが大切です。このエクササイズがクライアントのギャンブルのスタイルを理解しオーダーメイドの治療を提供するために重要であることをクライアントに説明しておきましょう。

　誤った思考を見つけ出すため、クライアントは直近のギャンブル体験を思い起こし、それについて治療者は質問していきます。たとえば、クライアントは、不意にある一定の金銭を受け取ったときに何を考えたかを思い出すかもしれません。そのときクライアントは、ギャンブルに関する最初の思考が引き起こされた瞬間から、ギャンブル体験から帰宅した瞬間までの間に生じていた、自分の内なる対話を再構築することになるでしょう。例えば、クライアントはまとまったお金を不意に手に入れたときに自分に何と呼びかけたかを思い出すかもしれません。このお金は、「2,000円だけ賭けて、残りは取っておこう」と自分に言ったのでしょうか？　それとも、「もともと臨時収入だから失っても惜しくはな

い」と言ったのでしょうか？　ここで最初の出来事を思い起こすための方法は無数にあります。しかし，それらは既にクライアントの考え方について示唆を提供しています。クライアントは何をして，何と言い，なぜそうするのでしょうか？

　治療者はクライアントのあらゆる行動と思考についてシステマティックに問いかけます。ギャンブルする場所をどうやって選んだのか，なぜ他の場所でなくその場所を選んだのか，クライアントには好きな位置取りやお気に入りのゲームがあるか，ギャンブルするにあたり好きなナンバーや特定の習慣や儀式はあるか，賭ける際に何か個人的な作法はあるか，もしあるならそれは何だろうか，掛け金を上げるか下げるか維持するかをどうやって決めるのか，賭ける際に何か流儀があるか，損失を取り戻せると信じているのか，最終的にゲームを攻略できると思っているのか，勝ったり負けたりした後で自分に何と言うのか，過去のギャンブル体験に関する統計をつけているか……など。

　誤った思考を探している間，治療者は，クライアントが勝利をどの程度確信しているのか，どの段階でその確信が芽生えるのかについて評価します。ギャンブルに赴く最初のきっかけの段階で勝利を確信しているのでしょうか？　それともギャンブル体験の最中に確信が浮かぶのでしょうか？　さらにまた，クライアントはその確信が直観に起因すると考えているのでしょうか？　それとも，何らかのジンクスによるものなのでしょうか？

　今後のセッションで参照できるよう，治療者はこれらの情報を詳細に記録すべきです。クライアントの特定のスタイル（ハイリスクな状況，ギャンブルのきっかけ，認知の歪み，などで定義される）がわかれば，治療者はクライアントへの介入方法をオーダーメイドで構築することが可能になるでしょう。

ギャンブル体験の分析

臨床のポイント

　クライアントの言語化を促し継続させるために，私たちは「独り言」という技法を用います。これは，遠慮や批判抜きで，浮かんできたあらゆる意図，仮説，イメージ，感覚，そして思考をクライアントに表現してもらうというものです。治療者の役割は，明確で詳細な陳述を引き出すために，好奇心とナイーブさのバランスを打ち破ることです。

　文脈，場所，人々，出来事，その他ここで論じられているギャンブル体験に直接的または間接的に関係している要素について，クライアントが話すように仕向けてください。クライアントの決断，行動，そしてギャンブルの最中に起きたあらゆる出来事について詳細に語らせましょう。掛け金の額について話し，そして賭けのスタイルや戦略の変化，採用された別の選択，そのゲームにおいてなされた決断について陳述もしくは解説するよう，クライアントに求めてください。勝利もしくは敗北のときの反応についてクライアントに質問しましょう。最後に，ギャンブル体験の後で何が起きたかに焦点を当て，ギャンブル体験の終了時とそれから1時間の間にクライアントが感じたこととについて表現するよう求めてください。

　次の質問は，スロットマシーンのプレイヤーに用いられるものですが，これらの質問は他のギャンブル活動，例えば，ロト，ビンゴ，競馬，ブラックジャックなどにも適用可能です。

- ■あなたが最後にスロットをやったのはいつですか？
- ■ハイリスクな状況は何でしたか？
- ■（ギャンブルへの欲望や衝動をかき立てる引き金となった）ハイリスクな思考は何でしたか？
- ■ギャンブルを始める際にどんな気持ちでしたか？

- ギャンブルをしにどこへ行きましたか？　その場所を選んだのはなぜですか？　ギャンブルする好みの場所はどこですか？なぜそこが好みなのでしょうか？
- どうやってマシーンを選びましたか？　マシーンを選ぶに当たって誰かに情報を求めましたか？　もしそうなら，どんな情報を求めていたのでしょうか？
- 開始する前に他のプレイヤーを観察しましたか？　もしそうなら，何のためでしょうか？
- ギャンブルの直前に何かしましたか？　特定の思考，儀式，やり方がありますか？（例えばおまじないとか）
- どんなゲームをプレイしましたか？
- 最も好きなゲームは何ですか？　なぜそれが好きなのでしょうか？
- 開始するとき，賭け金はいくらから始めましたか？
- ギャンブルの前ややっている最中に他の人と話をしましたか？　もしそうなら，何について話しましたか？
- より良くプレイするために何かトリックやテクニックを知っていますか？　マシーンを「しばらく休ませておく」ことはありますか？　もしそうなら，それは何のためですか？
- どのように賭けますか？　ゲーム中に賭け方を変えることがありますか？
- あなたにとって勝つことはどのくらい重要でしょうか？　大勝したときはどうしますか？　マシーンを替えますか？　勝ち分を現金化しますか？　自分に何と言いますか？
- 勝てそうだと感じたことがありますか？　勝つ前にその徴候が見えたり感じられたりしましたか？　もしそうなら，それはどういった徴候でしょうか？
- 負けが込んできた場合どうしますか？　マシーンを替えますか？

自分に何と言いますか？

　ギャンブル体験の観察が完了したら，参加者にとってのハイリスクの状況，ハイリスクの思考，そして誤った思考についてノートに書き出しましょう。

宿　題

- ☞ ハイリスクな状況を避けるための戦略をクライアントが実践し続けるように促しましょう。
- ☞ もし必要なら，クライアントが問題解決スキルを実践し続けるよう促しましょう。

　クライアントは日々のセルフモニタリング日記も書き続ける必要があります。

第6章
セッション5〜7
（ワークブックの第6章に対応）

必要な素材

- ■読み物：「チャンス」とは何でしょうか？
- ■読み物：「チャンスのゲーム」対「スキルのゲーム」
- ■読み物：私たちが解決策にどう反応するかについての思考と知覚の重要性
- ■エクササイズ：ABCD エクササイズ——あなたの番です
- ■読み物：ギャンブルの罠
- ■エクササイズ：私自身の罠

達成目標

- ■クライアントともにチャンスのコンセプトを定義すること
- ■チャンスのゲームとスキルのゲームの違いを確立すること
- ■ギャンブルに関する内なる対話に気づくようクライアントを援助すること。そしてクライアントがギャンブルを決断する際の内なる対話の影響を精査すること
- ■ギャンブルの罠の範囲をレビューし，クライアントが誤った認知を自覚できるよう助けること

要　点

- ■先週のレビューをする
- ■日々のセルフモニタリング日記を用いて，ギャンブル体験が起きる状況，より多額を賭け予定より多くの時間を使うようになってしまうきっかけ（例えば，感情や出来事），ギャンブルの欲望や衝動を引き起こす認知の歪みについて記述させる
- ■先週にクライアントがこなした宿題などを振り返る
- ■チャンスのゲームとスキルのゲームを対比してみる
- ■内なる対話の重要性について議論する
- ■ギャンブルの罠を提示する

概　説

　治療の次の段階は，クライアントにチャンスの概念を認識するよう促すことです。というのはこのようなゲームに負ける人のほとんどが「チャンス」という単語の意味を知らないためです。治療のこの段階では，クライアントと治療者は正確な定義を確立させるよう協働します。これは，ギャンブル障害患者の思考の誤りは，不正確な知識や概念の誤解によることが最も多いためです。この工程が早ければ早いほど治療におけるこの段階は効果的に作用します。というのは，クライアントは治療を通じて何度もこの定義を振り返るよう指示されるからです。

　次に治療者は，クライアントがスキルのゲームとチャンスのゲームを混同していないかを確かめます。スキルのゲームでは，プレイヤーは自分の技量を高め，結果を望むように変えられます。例えば，テニスを練習すればするほどプレイヤーは上達し，対戦相手に勝つチャンスが増えるでしょう。対してチャンスのゲームでは，結果を良い方向に変えるこ

とは不可能です。さもなければ，私たちは何か超自然のチャンスに影響を与えることを認めることになります。これではチャンスを予知できない出来事と定義することに反します。よって，ギャンブル障害患者はチャンスを増大させることも支配することもできません。私たちはチャンスの前に等しく無力であり，この無慈悲な法則を変えることは絶対に不可能なのです。

　クライアントがチャンスとスキルの違いを理解できたら，治療者はクライアントが自分の思考に対する作業を行えるよう援助します。治療の目標は，クライアントがギャンブルに戻るよう刺激する誤った思考を認識して改変することであり，クライアントは思考，信念，知識や知覚と，ギャンブルをするかしないかの決断との重要な関係を知ることになります。ここではクライアントの思考と行動を結びつける，原因と結果との関係に焦点を当てています。リスクのある状況がギャンブルの決断の基礎となる思考を作るということを認識できれば，クライアントは，自分がリスクのある状況に面したらいつでも自分の思考を自覚できるように，自分を鍛えることができます。

　ワークブックの「ギャンブルの罠」を読むことで，クライアントはギャンブル一般や特定のギャンブル体験に関する自分の誤った着想を同定できるようになります。彼らは治療者による的確な支援を得て，ギャンブルの様々な落とし穴について学習します。

　クライアントは第4章「問題になるギャンブル行動の連鎖の記述」（p.50）を通じて，誤った着想がギャンブル体験の前，途中，後に存在しており，連鎖を下ってさらに強まるのだということを理解します。クライアントがこの連鎖のつながりに踏み込むほどに，全財産を失わない限りギャンブルを止めるのは難しくなっていきます。ギャンブルへの衝動の引き金となるリスクのある状況こそが，誤った思考を同定し変容する最善の機会を提供するということを，よく知っておくことが重要な理由がここにあります。リスクのある状況にあってそのときにギャンブル

に誘う思考を認識できているギャンブル障害患者は，ギャンブルを避ける決断を下す確率をかなり高めることができるのです。

　ほとんどのギャンブル障害患者は，チャンスに関する誤った理解をしていて，それがギャンブルへの欲望や衝動を順に燃え上がらせるということを，多くの研究が示しています。また，ギャンブルに関する認知の歪みは，しばしばチャンスの性質に関する誤った知識に基づいています。これらの理由から，チャンスの定義を明らかにしておくことが重要です。クライアントは続くセッションで何度もそれを参照するので，ここは必要不可欠な段階であるといえます。

スキルのゲームか，チャンスのゲームか

　ひとたびチャンスのコンセプトが明らかになったならば，スキルのゲームとチャンスのゲームとの区別を確立させましょう。この段階は臨床的に重要です。なぜなら，ギャンブル障害患者は「コントロールの幻想」を自らのギャンブルの実践に盛り込む傾向にあるからです。彼らはチャンスのゲームとスキルのゲームを暗黙のうちに混同してしまいます。これは知識不足を反映したごく基本的な誤りです。両方のゲームのタイプの特性を精査して両者を明確に区別することにより，クライアントは自分を激しいギャンブルに誘う誤った思考を認識するプロセスを進めることができます。

内なる対話

　ギャンブルに関するクライアントの内なる対話について議論する段階を設定するためには，ハイリスクな状況を常に避けられるとは限らないので，避けがたく予測できないそのような状況を取り扱うすべを学ぶ必要があるということを説明するのが良いでしょう。クライアントがハイ

A	B	C	D
ハイリスクな状況	予定以上のギャンブルに導く自動思考	行　動	結　果
臨時収入が入った	このお金をちょっとだけギャンブルに使おう。きっと勝てる。	私は当初の予定よりも多くギャンブルにつぎ込んでしまった。そして限度を超えて散財してしまった。	私はうろたえ、ひどい罪悪感を覚える。もうお金がない。今週どうやって過ごせば良いのだろう。

罠は何でしょう？　ギャンブルは私が儲けるのを助けてくれると考えること。

図6.1　完成したABCDエクササイズの例#1：思考が行動にどう影響するかについて認識すること

A	B	C	D
ハイリスクな状況	予定以上のギャンブルに導く自動思考	行　動	結　果
スロットマシーンで2,000円失ってしまった。	長い間外れているので、このマシーンはもうすぐ当たりが来ると自分に言い聞かせる。	ギャンブルを続け、予定より多くのお金をつぎ込んでしまう。私は全て失う。	私はうろたえ、ひどい罪悪感を覚える。もうお金がない。今週どうやって過ごせば良いのだろう。

罠は何でしょう？　マシーンはもうすぐお金を吐き出してくれるという思考。

図6.2　完成したABCDエクササイズの例#2：思考が行動にどう影響するかについて認識すること

リスクな状況で抱きがちな思考あるいは「内なる対話」に注目することが，状況をうまくコントロールするのに必要な新しいスキルの習得の第一歩である，ということを説明してください。

クライアントにABCDモデルを紹介してください。完成した例が図6.1と図6.2に示されています。空白のエクササイズはワークブックに収載されており，またthe Treatments That Work™のウェブサイトwww.oup.com/uslttw からもダウンロードできます［訳注：英語］。

（A）ハイリスクな状況はギャンブルの形態における（C）行動の基礎として横たわっている（B）思考を生み出すということを説明してくだ

さい。この行動は，計画より多くの時間や金を消費してしまうといった，ひとつまたはそれ以上の（D）結果をもたらします。結果はポジティブなこともネガティブなこともありうること，そしてギャンブルを止めたり減らしたりしてクライアントが消し去ろうとすべきなのはネガティブな結果であることに着目しましょう。ポジティブな結果は即座にそして一時的に出てくるのに対して，ネガティブな結果は即座に訪れることに加えて，非常にしばしば長時間にわたり拡張される傾向があります。

　この段階で，選択の自覚に注目を向けましょう。「あなたの番です」と名付けられたワークブックに載っているABCDエクササイズを通して，クライアントは，ハイリスクな状況でギャンブルへの選択の後ろに横たわるいくつかの思考に気付くことでしょう。ギャンブルへの選択をかき立たせる思考は，ギャンブルが発生するに必然的な要件であるということを，クライアントが自覚できるよう促してください。もしそれらの思考が起きなければ，またはもし中断されたら，ギャンブルには至らないはずだということを指摘しましょう。

　そのため，クライアントはより効果的にそれらの思考を扱うための新たなスキルを確立させる必要があります。あなたは普段からクライアントに影響を与えているそれらの思考をより間近で見るであろうこと，そしてそれを「ギャンブルの罠」として紹介することを伝えてください。

ギャンブルの罠

　ワークブックにあるギャンブルの罠についての記述をクライアントに読んでもらいましょう。そして，クライアントが取り込まれている各種のギャンブルにまつわる誤った思考について認識するよう援助してください。ギャンブルとの関係においてセルフコントロールの「敵」となるこれらの誤った思考の重要性を掴むことが重要です。ワークブックの内容は本書のp.72以降にも掲載されています。

クライアントが記述を読み終えたら，その内容を一緒に精査して，良く理解できたかを確認してください。そうしている間に，記述の中から具体例を取り出して，それについてクライアントと議論しましょう。セッション中，クライアントにとって重要と思われるギャンブル体験の間であなたが気付いた誤った思考と，ワークブックの記載内容とを結びつけて，クライアントに示してください。

　もし機会があればいつでも，クライアントの過去の言葉を参照して，クライアントがチャンスについての正確な理解を反映した思考を表現しているかどうか，またはそれが誤った思考であるか否かを，確認してください。後者であれば，クライアントがそれがどんなタイプの誤った思考でありなぜ間違っているのかを同定できるよう援助してください。ここでの目標は，クライアントが自分の固有の誤った思考を発見するスキルを高めるのを支援することです。

宿　題

- ☞ クライアントに，ワークブックを読んでもらい，「『チャンス』とは何でしょうか？」「『チャンスのゲーム』対『スキルのゲーム』」についてレビューしてもらいましょう。
- ☞ 「私たちが解決策にどう反応するかについての思考と知覚の重要性」を読んでもらいましょう。
- ☞ 「ギャンブルの罠」を読んでもらいましょう。
- ☞ 「私自身の罠」エクササイズをやってもらいましょう。
- ☞ ハイリスクな状況を避けるための戦略をクライアントが実践し続けるように促しましょう。
- ☞ もし必要なら，クライアントが問題解決スキルを実践し続けるよう促しましょう。

クライアントは日々のセルフモニタリング日記も書き続ける必要があります。

ギャンブルの罠とは

ギャンブルの最中，勝つ見込みはほぼ確実だと感じることはよくあることです。悪いオッズを振り切ってジャックポットを当てることを願い，勝つことにすべての関心が集中します。感情が理性を凌駕し，自分の勝つ番がもうすぐ来るという思いを売りに来るのがまさにこの瞬間です。この思考が保持されたが最後，ギャンブル障害患者はさらにベットを続けることになります。

ここではそんな感情の後ろに横たわるいくつかの思考や思いを解説します。これらは通常誤っていて，「ギャンブルの罠」として知られています，というのは，これはプレイヤーが想定していたもしくは入手できたよりも多くを失わせるためです。

はじめに，ギャンブル中の感情に対して，ギャンブルしていないときの感情との区別を理解することが重要です。ギャンブルしていないときは，感情から覚めており，これは「クール」な状態として知られています。思考はより現実的で，幸運やチャンスが自分に逆らって働く度合いを正確に反映しています。しかし，ギャンブルの渦中に入ることを望んだとき，ギャンブル障害患者は感情的に高まり，「ホット」な状態に入っていきます。これは感情および精神の罠にはまり込む瞬間であり，このとき「自分は勝てるほど幸運だ」と言ってくる思考に抵抗することをまさに必要とするのです。

ギャンブルの一端を為す感情および精神の罠を理解することによって，自分自身を酷い損失から守る強力な武器を手に入れることができるのです。

チャンスとは何か

　まずは，運もしくは「チャンス」の本当の意味を理解することが重要です。チャンスとは，予測またはコントロールできないもののことを指します。結果を予想したり，結果をコントロールしたり影響を与えたりすることはできません。

　スキルのゲーム（ゴルフ，ダーツ，サッカー，もしくはホッケー）においては，結果はあなたが投資した努力や準備の量に大きく依存します。そしてあなたは練習を通じて改善することができます。よりたくさん練習すればあなたはよりうまくなり，練習しない人よりも上手にプレイできる可能性が高くなります。

　チャンスのゲームでは，勝つための攻略法を確立したり，戦略を改善したり，結果に影響を与えたりすることは，不可能です。スキルそのものがゲームにほとんど含まれていないため，あなたのスキルを伸ばして他の人より上達する方法などないのです。いつ誰が勝ったとしても，それはチャンスの結果でしかありません。

　カジノやスロットの賭場ではチャンスのゲームだけを提供しています（彼らはそれらをスキルのゲームだと見せかけているかもしれませんが）。例えば，あなたはルーレットをプレイする際に自分の番号を選ぶことができるにせよ，どこに玉が止まるかを制御したり予測したりすることは不可能です。同じ現実はスロットマシーンにも当てはまります。お金を投じてボタンを押す以外の「能力」は要求されません。あなたは結果をコントロールすることはできません。もしかしたら，そのゲームのデザインによってあなたに「選択肢」が与えられ，何か別のものを信じるように仕向けられているかもしれませんが。

なぜチャンスのゲームを攻略できないのか

　ギャンブル障害患者が自分の勝利のチャンスを高めることができると考えてしまうのには，2つの主要な理由があります。ひとつは，結果

（勝ち負け）はこれまでの結果と何らかの形でつながっているのではないかという思考です。もうひとつは，オッズを改善するために何かできることがあるのではないかという思考です。次のセクションでは，なぜこれらの信念が完全に間違っているのか，そしてそれらがどのようにギャンブル問題の基礎を形成していくのかについて述べましょう。

ルール1：事象の独立性

チャンスのゲームはすべて，「事象の独立性」として知られる絶対的な法則の中で動いています。これは，個々のプレイは切り離された「イベント」であり，以前のプレイヤーイベントによって影響を受けることはあり得ない，つまり，これまですべての結果とは独立しているということを意味しています。

どんなギャンブルの形態であれ，私たちが最初に行いがちなのは，観察してパターンを見いだそうとすることです。何かを研究することにより勝利のチャンスを向上させる攻略不法を暴いてやろうと考えるのはとても自然なことです。しかし現実には，いくら観察しても，必勝法は存在しないということがはっきりわかるだけです。過去の結果を参照するどんな戦略も全く役に立ちません。その理由を「赤い玉の実験」によって説明しましょう。

箱の中に，1つの赤い玉が1000個の白い玉の中に入っています（ハンドル式の福引きを想像してください）。作業は単純で，目を閉じて，箱から玉を1つ選び，赤い玉を引き当てるチャンスに賭けるだけです。白い玉を引いてしまったら，あなたは負けます。その場合，あなたは箱の中に玉を戻し，ハンドルを何回か回して箱をよくかき混ぜて，再び玉を引きます。

さあ，あなたが50回連続で引いたと想像してみてください。そしてそれぞれのトライであなたは白い玉を引きました。50回の失敗のあとで，あなたは51回目に赤い玉を引きやすくなりますか？　答えは，も

ちろん，「いいえ」です。

　このように一度引いた玉をまた戻して引き直すやり方を，リプレースメント・ドローと言います。引かれたすべての白い玉は箱の中に戻されます。最初のトライの時点であなたが赤い玉を引き当てるチャンスは1000対1です。あなたが最初に白い玉を引いた後，玉を箱に戻すことで（そしてよく混ざるようにゆすります），あなたはゲームをリセットして1000対1に戻します。次のトライでも勝つチャンスは1000対1だとわかるでしょう。50回，100回，300回やった後でも，あなたは初回に比べて少しも赤い玉を引き当てることに近づきません。そして，考えてみてください。赤い玉を選ぶ1000対1のチャンスというのは極めてわずかなものであり，それは全てのギャンブル業者が知っている通りです。

事実を当てはめる

　試行回数とあなたの敗北歴は，あなたのいかなるトライにおいても，いかなる意味でも勝つチャンスに影響を与えないというのが冷徹な事実です。これが「事象の独立性」の意味するところです。

　「でも1000回引いたらどうなるだろう？」あなたは問うかもしれません。「勝てるのではないか？」。もう一度答えるならば，「そう望めるものではない」ということです。リプレースメント・ドローでは，最初に勝つまでにはとてつもない回数をトライしなければならないということです［訳注：数学的には，1000対1のオッズの場合，約700回トライすれば勝つ確率は5割を上回る。ただし本文で述べるとおり，699回外したからと言って700回目のトライで勝つ確率が上がるわけではなく，相変わらず1000対1であることに注意］。友人と一緒にやってみてください。かばんの中に19個の白い玉と1個の赤い玉を入れます。それぞれが引き，そのたびにかばんに玉を戻してください。何回引いたかと，勝った回数とを記録してください。あなたは20対1というオッズが，20回やれば確

実に勝つという意味ではないと知って驚くことでしょう［訳注：オッズが20対1の場合，20回のトライで一度でも勝てる確率は決して100%ではなく，6割強に過ぎない］。

さあ，この情報をスロットに当てはめてみましょう。ご承知のように，プレイヤーはしばしば，どのくらい早くプレイするか，どのくらい賭けるか，ボタンを押すのがどのくらい正確か，などにおいて，みんな異なっています。赤い玉の実験は，私たちに，300回素早く引いてもゆっくり引いても，各ドローにいくら賭けても，インスピレーションが湧く瞬間を待って目を閉じても，あなたの勝つチャンスは変わらないということを示しています。

「事象の独立性」の意味するところは以下の通りです。
■結果を予測もしくは正確に予想することは不可能です
■個々の勝率は賭ける回数を増やしても変わりません
■各々のプレイは完全に新しいゲームです
■勝つ確率は常に一定です

<u>**重要：あなたは「勝ちに近づく」ということはありえません。**</u>

罠を認識すること

賭場はチャンスのゲームだけを提供します。そうすることで，全てのゲームには事象の独立性の法則が常に当てはまり，客がゲームをどんなにやり込んでも儲けが増えることがないようにしているのです。

ギャンブルの罠は，プレイヤーの思考を支配して，自分のチャンスを改善させる可能性がどこかにあるのではないかと思い込ませるのです。そのような思考に陥ると，間違いなくあなたは，予定した以上，儲けた以上のお金を賭けさせられることになります。これはコントロールを失い，ギャンブル問題を引き起こすことに直結しています。

以下に，ギャンブル障害患者が事象の独立性を見過ごして罠に陥るパターンをいくつか具体的に例示してみましょう。

- ルーレットで3回続けて偶数が出た。これは良い兆候だ。この後は何回か奇数が続くパターンだ
- ルーレットで，同じ番号に一晩中賭け続けた。過去の履歴を参照して，長い間一度も出ていない番号を選んだのだ。そうしたら私は気がついた。これまで負け続けているのは，むしろ当たりが近づきつつある可能性を示している！
- スロットマシーンが一日の間どのように稼働したかをよく見てみると良いだろう。一日中吐き出していないマシーンでプレイするのが賢い戦略だ！
- ブラックジャックのディーラーが一列で何度も勝ち続けたときは，掛け金を増やすと良い。なぜならディーラーは今度こそ負けるからだ

スロットでは，多くのプレイヤーが，マシーンがコインを吐き出さなければ5～6回でマシーンを替えるのが望ましいと信じているようです。この方法の根拠になり得るのは，以下の2つの理論です。

- マシーンは，過去の勝ち負けを記録していて，それに基づいて次にいつ当たりを出すかを「決定」する
- 当たりのタイミングはあらかじめ決定されていて，ベルトコンベアに乗って運ばれてくる。勝負するたびにベルトコンベアが進み，次の当たりが一歩近づく。いずれ来る当たりは単に予約の問題である

しかし，実際には，すでに私たちが学んだように，この2つの「理論」は完全に間違っているのです。赤い玉の実験に戻って考えてみましょう。玉はこれまでの外れの回数を記憶していませんし，赤い玉をあなたの手に押し出すことを決定することもありません（1つ目の理論）。スロットマシーンにしても，約束された当たりがアルミホイルで包まれて配送されてくるなんてことはあり得ません（2つ目の理論）。

リプレースメント・ドローでは，各々のプレイは過去のすべてのそれ

と独立しています。そして勝ちとは偶然そのものです。さらに，いかなるゲームにおいても，勝つチャンスは皮算用できるほど大きくないということを頭に入れておく必要があります。

以上の事実からわかること，それは，これまであなたが限度を超えて費やしてきた賭け金の全ては，失われることがあらかじめ保証されていたようなものだということです。

ルール2：コントロールの幻想

クライアントがギャンブルのコントロールを取り戻すために不可欠な2番目の項目は，あなたはチャンスをコントロールすることはできないこと，そして勝つチャンスを増やすためにできることは何ひとつないということを認識することです。ギャンブルの結果に影響を与えることができるという信じこみは，「コントロールの幻想」として知られています。次のセクションでは様々な種類のゲームに共通するコントロールの幻想について調べてみましょう。

スロットマシーンの幻想

スロットマシーンはプレイヤーがコントロールの幻想を抱くようにデザインされています。中身はすべて似たような電気機器であるにもかかわらず，プレイヤーには各々が違った「顔」を見せています。ここにコントロールの幻想を作り出す巧妙な罠が仕掛けられています。幻想に抵抗するのが難しいとしたら，それはマシーンのデザイナーのスキルの賜物と言えます。

プレイのたびに，スロットマシーンは機械の発生装置を使って単にランダムな番号を引き，そして結果は勝ち（当たりが大きいにせよ小さいにせよ）か負けとしてコードされます。これは，あなたがプレイボタンを押すたびにランダムな結果が選ばれるということを意味しています。ボタンを押すことであなたに可能なのは唯一，ランダムな番号を発生さ

せて結果を確定させることだけです。

　あなたが稼いだ金額は，勝利の確率になんのインパクトも持ちません。あなたがボタンを押すタイミングも関係ありません。あなたが賭け金を変えることでマシーンのプログラムに影響を与えようとしても，それも無意味です。あなたの行動によらず，勝利の確率はいつのプレイでも一緒です。

　スロットについては，以下の方法によって勝率を増やすことができると考えがちな幻想があります。

- マシーンのサイクルや勝ち負けのパターンを観察する
- その日に吐き出したコインの量によってマシーンを選ぶ。あたかも「いっぱい」または「空の」マシーンがあるかのように
- 他のプレイヤーのお金を奪ったばかりのスロットマシーンを選ぶ
- 最初は少額を賭けてみてマシーンを「テストする」
- 特定の瞬間にボタンを押したり，好みのマシーンで賭けたりする
- 当たりがなかなか出ない時は，賭け金やマシーンを変更する
- ゲームを変えることによってマシーンを「一時休ませる」
- 別のやり方でスタートボタンを押す（例えば，強さの程度を変えたり，何度も叩いたり，賭けるスピードを変えたり）
- 何らかのアクションが将来の結果を変えると信じて，キャッシングしたりしなかったりする
- マシーンが「払い始めた」ときに，より重く張る
- 前の日に負けた場合，翌日に同じマシーンに戻ってくる
- 賭けの行われた数字，時刻などについて頭の中で計算する
- 賭け金を決めるためにマシーンの近くで当たりを観察する
- トリック，戦略，システムを考えて活用する

ロトの幻想

　さほどあからさまではありませんが，ロトもまたコントロールの幻想

の範囲を喧伝します。よくある幻想の例は，クライアントが自分の勝率を以下の方法で増やせると考えてしまうことです。
- ■誕生日などの番号を選ぶ
- ■過去の引きから当たりを予想する
- ■引くたびに同じ番号を選ぶ
- ■ラッキーナンバーに賭ける
- ■均等に番号を選ぶ
- ■チケットを買う場所を変更する
- ■スポーツチームの勝ちのパターンについて研究する

ビンゴの幻想

ビンゴにおいてありがちな幻想は，クライアントが次のことで勝率を高められると考えることです。
- ■あなたの好きな番号が記載されているカードを選ぶ
- ■特定の方法で番号をマークする
- ■しばらく勝者が出ていないテーブルを選ぶ
- ■最近何人かの勝者が出ているテーブルを選ぶ
- ■ある番号が記載されているカードではプレイしない
- ■あなたの思う「ツイている」人と一緒にプレイする

ブラックジャックの幻想

ブラックジャックにおいては，全プレイヤーが知っている基本ルールに沿う以上の戦略はありません。それ以外の戦略は長期的にみてあなたを不利にします。これを心しておけば，本当のところあなたが自己決定できることはほとんどありません。そしてあなたが次のことで勝率を増やせると考えるのは幻想です。
- ■カードを記憶したり数えたりする［訳注：理論的には，出たカードを記憶する（カウンティング）ことで勝率を上げることは可能だが，現在

ではカジノ側も相応の対策を取っているため現実的ではない。110ページを参照］
- ■特定のテーブル，席，ディーラーを選ぶために時間を取る
- ■新たなカードを引くかを決めるため他のプレイヤーに配られたカードを観察する
- ■プレイを始める前に他のプレイヤーのスタイルを観察する
- ■ゲームのペースを遅くしたり早くしたりする
- ■とても高い賭け金を積む

ルーレットの幻想

ルーレットホイールの内部に並んだ番号の配列を見ると，何か当たりをコントロールする方法があるのではないかとの思いが生まれるかもしれません。シューターに公平さを求めるのであればなおのことです。ボールの転がり方を見ていると，シューターのテクニックを観察することで当たり番号を予測できるのではないかと期待を持ってしまいがちです。

ルーレットにおいて，クライアントが次のようなやり方で勝利のチャンスを高めることができると考えてしまうのは，みんな幻想です。

- ■シューターの転がすテクニックを観察する（リズム，律動性，継続性）
- ■特定のテーブル，席，シューターを選ぶ
- ■過去の当たり番号を見たり，結果を数え続けたりする
- ■「幸運な」番号に賭ける
- ■勝っているプレイヤーを見て，似たように賭ける
- ■ボールがあなたの好きな番号のそばに止まったら，賭け金を上げる

競馬の幻想

研究によると，熟練した競馬のギャンブラー（ハンディキャッパー）

であっても得られる配当のレベルは初心者とあまり変わりがありません。結局のところ，統計情報についてかなりの研鑽を積んだ人であっても，当てずっぽうに馬を選んだ人と同じくらい負けてしまうということです。それでも彼らは「スペシャリスト」だと思われています。たとえ彼らの財政状況がしばしば破滅的であるとしても，です。

　競馬をする人は幻想を信じ込み，各々のチャンスは予測可能で論理的な「科学」なのだと主張します。彼らは自分のスキルが経験と学習により向上し，過去の体験が将来の役に立つと確信しています。多くのそういった「エキスパート」が自分の選択した「科学」によって生活費を稼ぐことを夢見ています。

　競馬をするとき，クライアントが勝利のチャンスを次のようなことで増やせると考えたならば，それらは幻想に過ぎません。
- ■過去のレースから戦略を学習する
- ■過去の馬の時間から未来のレースの時間を計算する
- ■「リバウンド」を行う，つまり過去にひどく負けた馬は次回には良い結果を出すと考える
- ■レースの間隔，馬場のコンディションや性質（グラスかダートか）を評価する
- ■馬の肉体特性を分析する（例：筋肉や姿勢）

迷　信

　迷信とは，チャンスを克服するパワーを有すると信じられている儀式的，魔術的，もしくは「神聖なる」考え方や行動のことです。これらはギャンブル障害患者の勝利への強い欲望を後押しして，勝利を予測するための努力において神秘主義への傾倒をもたらします。

　ここにギャンブルに関連したよくある迷信の具体例を示します。
- ■「月の 21 日は幸運だ。というのはナンバー 7 の 3 倍で形成されているからだ」

- 「チーズサンドを食べたすぐ後なら私は勝てる。奇妙に思われるかもしれないけど，これは絶対なのだ」
- 「勝とうと強く思わなければ，私は勝つ。勝ちたいという願望は私の運勢を損なってしまい私を負けに導く。私は欲望を引き戻してちょうどいい範囲でコントロールしなければならない」

結　論

　ここまで進んできたあなたなら，誤った思考を打ち負かさなければ，特にギャンブルへの衝動で感情的に高揚しているとき（「熱く」なっている状況）に，本質的な損失を引き起こしかねないということがよくわかったのではないでしょうか。

　これらの思考をコントロールすることに失敗すると，自己認識に関する間違った感覚を育ててしまい，ギャンブルに投資した全ての時間とお金がいつか報われるに違いないと信じてしまうことになります。これらの誤った信念を維持し続けると，コントロールを失敗し，ギャンブル問題を悪化させ，さらには自分の健康，社会，経済面の土台を損なってしまうことになりかねません。

第7章
セッション8～10
(ワークブックの第7章に対応)

必要な素材

- エクササイズ：これが私のしたいこと

達成目標

- クライアントが自分のギャンブルに影響するような誤った認知を認識できるよう助けること
- 過剰なギャンブルへと導く誤った思考に対して挑戦して疑問を唱えるスキルを確立させること
- クライアントがギャンブルをするかしないかを決定できる力を持っていることを認めるように仕向けること

要 点

- 前の週をレビューする
- 日々のセルフモニタリング日記を用いて，ギャンブル体験が起きるような状況，予定よりもより多くの金をギャンブルしたくさんの時間を浪費するような誘因（例えば，感情，事件），そしてギャンブルへの欲望や衝動を引き起こす認知の歪みについて話し合う

■誤った認知を同定しそれに挑戦する

概　説

　ひとたびギャンブル障害患者が，思考の間違いとはどのようなものか，またそれが決定にどのような結果をもたらすかを理解すると，彼らは誤った思考に挑戦するような練習を実施することができるようになります。誤った思考に挑戦することは治療の全過程において必須のことです。もうギャンブルをしないという彼らの決定を支持するために，クライアントはギャンブルに煽動されたりギャンブルを続けるよう促したりするような自発的な思考をうまく調整するように振る舞い始めます。これらの実践的なエクササイズを続けることにより，クライアントは自らの思考を組織化してそれに沿って行動することができるようになります。彼らがエクササイズを重ねれば重ねるほど，ギャンブルへの欲望に抵抗しやすくなります。事実，このエクササイズを通して，クライアントはこれ以上リスクのある状況や自らの生み出す誤った思考に囚われるのを許さないことを学ぶのです。

　これまで述べたように，クライアントが自分のギャンブルへの衝動を克服するよう助けるための素晴らしい方法は，彼らを思考と決定との関係についての認識に引き戻すことから始まります。各セッションにおいてクライアントは，自分のギャンブルへの強い衝動にもかかわらず，どうにかギャンブルを控えるようマネージメントするような方法を学びます。彼らは自分の欲望を克服しやすくしてくれる考え方について自分に問いかけます。一度誤った思考から隔離されれば，ギャンブル障害患者は日常的にこれらを思い出すことができます。そのとき彼らは，自身にずっとまとわりついていた無力感から自由になれるのです。彼らは少しずつ，自分がギャンブルへの願望に対抗できる力を持つことを実感していきます。

誤った認知

　ワークブックの中で「これが私のしたいこと」エクササイズによって，あなたは自分の思考が，ギャンブルするか否かという決断にどう関わっているかについてより深く認識することができます。エクササイズの達成目標は，クライアントの自発的な思考，つまりギャンブルを最終決定させる土台となっている思考を発見し，調整することです。

　時間をかけて訓練すれば，ギャンブル障害患者はスキルを身につけ，古い精神的な条件反射を，ギャンブルを止めるための個人的目標に向けて加速する新たな思考に置き換えることができるようになります。

　一般的に，セラピーセッションにおいて，クライアントは最近の再発エピソードに基づくか過去のリスクのある状況を思い出してエクササイズを行います。治療者の役割は，リスクのある状況や，ギャンブルの引き金となる誤った考えを認識する方法にクライアントが気づくよう導くことです。クライアントは，ギャンブルを止めそれを維持するのに助けとなる思考を同定することが求められます。

　このエクササイズでは，クライアントは誤った思考の一つひとつを取り上げて，それらを，ギャンブルに関する現実をより正確に反映しかつギャンブルを止めるという達成目標に沿った思考に置き換えていきます。彼らはギャンブルへの衝動をコントロールできるような新しいアイデアを見いだしていきます。

　スポーツのトレーニングのときと同じように，練習と忍耐強さがしばしば改善と成功の必要条件となります。クライアントが新しく適正な思考を生み出すほどに，ギャンブルへの願望に屈服することが少なくなります。これが，クライアントがギャンブルの衝動に陥ったりリスクのある状況に直面したりするほどにたくさんのエクササイズを積み重ねる理由です。エクササイズのコピーは the Treatments That Work™ のウェ

ブサイト www.oup.com/uslttw.からダウンロードできます［訳注：英語］。

　毎回のセッションは，クライアントが成し遂げたエクササイズをレビューすることから始まります。もし成し遂げていなければ，治療者は治療に向かう両価性を再評価するための時間を取るべきでしょう。そしてクライアントに，先週の間に起こったリスクのある状況に基づく新しいエクササイズをするよう促します。これらのエクササイズを完遂させることにより，クライアントは治療の目標に焦点を当てることを維持することができます。

　クライアントの信念が揺るぎないものであった場合はどうしたらよいでしょうか？　エクササイズの目標は誤ったアイデアの修正なので，治療者はクライアントの気持ちに対する疑いを唱え，その主張の不正確性を呈示することを試みなければなりません。例えば，クライアントが感じるスロットマシーンの偏りというのは，予測として有効な方法でしょうか？　クライアントは以前にその感覚が起きた後で負けたことはないでしょうか？　事前に直感することなしに勝利したことはありませんか？　クライアントの確信度を揺るがす機会を見極めるために，治療者は何度もこのような質問を繰り返します。この介入はクライアントの気持ちに不協和を作り出します。というのは，ほとんどの場合勝敗は事前のフィーリングとは無関係だからです。ほとんどの事例において，クライアントはレビューされた感覚の中に実は根拠のある予測など存在しなかったのだということを認識し，自分のアイデアを修正することを考えるようになります。

　もし確信度が揺るぎない感覚と関連していたら，治療者はクライアントにシステマティックな観察のエクササイズを行うよう指示します。これはギャンブル体験の前に感じたフィーリングによる勝敗予測と，実際の勝ち負けとを比較することを目的としています。このエクササイズは一般に，クライアントが自分の生理的かつ感情的な感覚が自分の勝利を

予測してくれることはないと実感するに足るものです。予想に反してクライアントが自分の直感に大きな予測的価値を抱くことにこだわる場合は，治療者はクライアントの「現実性」に挑戦し，そのような予測のメソッドを用いた結果どうなるのかを尋ねます。現実にはクライアントは大きな経済的損失を経験しているのです。さらに，なぜクライアントはそのような感覚を感じたときにだけギャンブルするという戦略を採らないのでしょうか？　通常，このタイプの質問は，最初のアイデアに関連する強い疑問を導き，それを通じてクライアントはこの手の罠への不信感を学ぶことになるのです。

　このエクササイズの最終段階は，クライアントが自身の主張の誤ったもしくは正しい性質について適切に評価できるようになることです。認知の作業の目的は対立することではありません。むしろこれはクライアントの行動制御を回復させる手段として呈示されるものです。ギャンブル障害患者は自分の生活の他の分野に対しても自分に問いかけるこれらの方法を一般化できることが望ましいとされます。

　クライアントはギャンブルへの欲望を統制するにあたり自分を助けてくれる新たなアイデアを書き出すことによりエクササイズを継続します。例えば，彼らは自分の感情とマシーンの支払いとは関係ないと書くかもしれません。それゆえ，彼らは注目に値する主観的発見があっても自分の勝つチャンスに何の効果ももたらさないし，お金が一杯詰まったマシーンはじきに大当たりを出すと考えるのも馬鹿馬鹿しいとさえ認識するようになります。クライアントはさらに，勝利を予測する手助けをしてくれるものは何もないし，ビデオロトのそれぞれのドローは完全に独立なのでマシーンをテストすることはまったく的外れことに気づくでしょう。

　ギャンブル障害患者は最終的に，このエクササイズにおいて極めて重要な段階にたどり着きます。次にリスクのある状況に直面した際に彼らはどうするかを選ばねばなりません。私たちの経験した事例では，クラ

イアントは「次回リスクのある状況に遭遇した際には友人を誘って別の場所のレストランに行くことにした」と話していました。

　認知的戦略を適応するとしても，ギャンブル障害患者は自分の行動を決める自由を有していて，結果に対する責任を負っているのは当然のことです。クライアントの選択と，彼らの望むある行動を取る自由は，事実，強調されるべきポイントです。クライアントは自分の行動に責任を負っており，治療者はこのことを触れるに当たり強く注意を払う必要があります。この段階では，喜びと自由を区別することがクライアントにとって有益です。自由は，持続的な喜びを経験する能力を含まんではいません。さもなければあなたは自らの自由に隷属することになります。アルコールやドラッグについて私たちが考えるべき唯一のことは，短期間の喜びは自由の象徴ではないということを理解することです。むしろ，自分にとって善なるものを選択し，自分の価値観を大事にしないような選択を止めること，または人生の目標を定めることを自分に許すということは，個人の能力にかかっているのです。自由はまた自分の選択に対する結果に責任を持つことも含みます。ある角度から観た選択と自由の気付きを考えることによって，クライアントは，ギャンブルしないという決断は個人的自由から生まれるのであって他者からの強制によるのではないということを理解するでしょう。

臨床的なヒント

　今行っているエクササイズを実りあるものにするためには，他のタイプのエクササイズも行われます。例えば，クライアントが独自の思考を再評価もしくは再考することができるようになったときに，治療者とクライアントの役割を逆転させてみることも興味深いでしょう。クライアントはそのとき，真の治療者によって提案された誤った思考を認識する立場に立つことになります。やり方は「ABCDエクササイズ——あな

これが私のしたいこと

ハイリスクな状況	予定以上のギャンブルをもたらす自動思考	私のギャンブルをコントロールしてくれる新しい思考	行動：私の選ぶ一連の行為	結　果
私は独りで自宅にいる。夫は働きに出ていて今日は遅くまで帰らない。	ちょっと出かけて、運試しとして2,000円だけ賭けてみても良いのではないか。	正直になろう。もし2,000円をすぐにすってしまったら、お金を取り戻すためにマシーンにさらにつぎ込んでしまうだろう。逆にもし勝ったとしたら、その分もやっぱり上乗せしてギャンブルに費やすことになる。	私は夫のいない間に録り溜めていたテレビドラマを観ることにする。夫はどうせこういうコメディは嫌いだから、ちょうど良い。	楽しい時間を過ごせたことで、今日はとても充実した。何よりも最初の誘惑に負けなかったことがすごく嬉しい。

図7.1 「これが私のしたいこと」エクササイズの完成例

たの番です」と全く同じです。治療者はリスクのある状況を自分の誤った思考に関係づけ，クライアントがシステマティックに質問してその誤った思考を発見します。このロールプレイを行うことにより，クライアントは強力なミラーリング効果を経験します。なぜならここで彼らは，自分がチャンスのゲームに関連づけていた誤った思考の証拠を再認識するからです。このエクササイズは単純で面白く，一般にギャンブル障害患者によく適合します。

　誤った思考を再評価するための単純で効果的なやり方として，他には，彼らが自分の直近の再発を語る際にオーディオテープでクライアントのダイアログを記録するというのもあります。クライアントは記録を聞き，自分の誤った思考を発見し正すよう促されます。

宿　題

☞ ギャンブルの欲望が起きたり，リスクのある状況に直面したりするたびに「これが私のしたいこと」エクササイズを毎回行うよう，クライ

アントに指示しましょう。
- ハイリスクな状況を避けるための戦略をクライアントが実践し続けるように促しましょう。
- もし必要なら，クライアントが問題解決スキルを実践し続けるよう促しましょう。

クライアントは日々のセルフモニタリング日記も書き続ける必要があります。

再発の予防

第 8 章
セッション 11 & 12
（ワークブックの第 8 章に対応）

必要な素材

- エクササイズ：再発予防：ソフィーの再発
- 読み物：再発警告の兆候
- 読み物：緊急事態の処置　パート 1：スリップの予防
- 読み物：緊急事態の処置　パート 2：スリップをマネージする
- 備忘録

達成目標

- 再発は正常の過程であることをクライアントが理解するよう助けること
- クライアントにスリップや再発の可能性について説明すること
- スリップや再発を予防するための戦略を確立させること
- スリップや再発した場合の対処について教えること
- スリップや再発した場合での緊急事態の処置について話し合うこと

要　点

- ■ 過去の週をレビューする
- ■ 日々のセルフモニタリング日記を用いて，ギャンブルが発生した状況，クライアントにギャンブルの限度を超えさせる誘発因子（感情，イベント），さらにギャンブルへの欲望へと導いた誤った認知を理解させる
- ■ クライアントにスリップや再発の可能性を説明する
- ■ 緊急事態の処置について話し合う

再発を理解する

　ひとたびギャンブル障害患者がギャンブルから離脱した場合，彼らは別の大きな課題に対峙することになります。それは禁欲を維持することです。アルコールやその他のドラッグの乱用と同じように，ギャンブル障害は慢性で再発性の障害です。再発予防は効果的な治療のため重要で決定的な要素です。しかし再発はギャンブル問題を一生引きずるのだという自動的な宣告ではありません。再発は嗜癖問題でしばしば経験されることではありますが，予防することも可能なのだということを覚えておくことが重要です。

　嗜癖行動から離脱した状態を維持していて，自己コントロールと自己効力感をよく自覚しているクライアントであっても，再発することはあります。それでも，成功体験を重ねていた期間が長ければ長いほど，ギャンブル障害患者の自己効力感の自覚は強まっています。これはその患者が，自覚されたコントロールに対する脅威，自己効力感の低下，たまたま上昇した再発の可能性に直面するようなハイリスクな状況を経験するまで続きます。

再発は理由なく起きるものではありません。様々な誘発因子があり，過剰なギャンブルをぶり返す危険の渦中にあるかもしれないことを示唆する警告兆候もまた多岐に渡ります。様々な嗜癖問題を有するクライアントから得られた再発エピソードの解析を通じて，MarlattとGordon（1985），は報告された再発のほぼ75％と関連していた3つのハイリスクな状況を同定しました。それらは，ネガティブな感情状態，人間関係の軋轢，そして社会的圧力です。

　もしクライアントがハイリスクな状況に対処するための効果的なコーピングを行えるならば，再発の可能性は有意に下がります。クライアントがハイリスクな状況に効果的に対処できた場合，自己効力感も上昇することでしょう。ギャンブルを禁欲もしくは節制している期間が延びるたびに，クライアントはハイリスク状況に次々と効果的にコーピングすることを経験し，そして再発の可能性はそれに応じて下がっていきます。

　しかし，ギャンブル障害患者がハイリスクな状況に直面したときに，何も学べなかったり，効果的なコーピングを実践できなかったりしたら，どうなるでしょうか？　ハイリスクな状況のコントロールに失敗すると，自己効力感を低め，無力感が生まれます。これは破綻へとつながるものです。

　再発といってもいくつかの定義があります。あるクライアントにとっては，再発は昔のギャンブル習慣に戻ることを意味します。他のクライアントにとっては，たった1回のギャンブルが再発に該当する場合もあります。私たちは，元のギャンブルのサイクルに戻ってしまう，もしくはギャンブル状況のコントロールを失うことを再発と考えています。しかし，再発は正常な回復の過程においてもときに不可避な局面であるということを心に留めておいてください。

　再発予防を治療の中に組み込み，治療過程全体を通じて力を入れて取り組む必要があります。一般に，ギャンブルの中止は段階的に達成され

るものです．結果として，治療を通じて再発の可能性を折に触れて議論することが不可欠といえます．再発は多くのクライアントにとって有用にすらなりうると伝えても良いでしょう．事実として，再発を破滅や失敗として知覚するのではなく，再発をきっかけにして，自分の気づきを強化し，再び自らをギャンブルに押しやりかねない誤った思考を同定することに用いることも可能なのです．

臨床での実践においては，コーピングスキルを訓練すること（例えば，再発を過程として学ぶこと，ハイリスクな状況を同定して効果的にコーピングすること，有事や渇望に対してコーピングすること，ネガティブな結果を最小化するために破綻の時にダメージコントロールの手順を履行すること）は，再発予防の一里塚を形成するものとなります．再発予防介入に含めるべき補足的なやり方として，下記が上げられます．

■段階的に治療終結に向かうことを検討しましょう．段階的に治療終結に向かうことで，クライアントに対し再発した際のサポートを保証してください．この戦略はまたクライアントとの治療同盟の終結をも醸成します．段階的な治療終結の過程とは，単にセッションの間隔を空けることです．例えば，治療者は2週間ごとにクライアントと面接し，そして3週間ごとに，最後には必要なら月1回面接することにします．そして治療者は即座にフォローアップの計画を立てて，ギャンブルしないというクライアントの決定を維持するよう助けます．なぜなら，彼らは治療者に直近の面接の後で何が起きかを話す必要があるとわかっているからです

■クライアントがエクササイズを完了するよう励ましましょう．ギャンブル障害患者は一定期間の再発を経験した際に，自動思考による疑問が生じてしまい，不幸にもエクササイズを行うのを諦めてしまうことが多々あります．それゆえ，「これが私のしたいこと」

エクササイズを，ギャンブルの欲望が現れた際には必ず行うよう，クライアントに求めましょう。これはクライアントの誤った思考に対する防御手段としてとても役に立つはずです
■ 利用可能な資源を見つけて評価しましょう。これは間違いなく良い結果をもたらしてくれます。クライアントは自分に問いかけることから始めます。「誰が自分を助けてくれるだろう？」「どんな資源が自分の環境で使用可能だろう？」。そしてサポーターのリストを作り，側に置いておくのです。このエクササイズのおかげで，クライアントは，自分は独りではなく，ギャンブルの欲望があまりにしつこいときにも助けを得られるのだということを実感できます
■ 自助グループへの接触を勧めましょう。ギャンブル障害患者の中にはギャンブラーズ・アノニマスのような自助グループがギャンブルを止め続ける役に立つという人もいます。これらのグループの中で，ギャンブル障害患者は，再発が切迫した際に自分が頼る「スポンサー」とペアになることができます。さらにまた，グループからのプレッシャーと，ギャンブルしないというメンバーの決定における団結が，ギャンブル障害患者の自己管理の力を支えてくれます。これがまさに集団の力というものです！　クライアントを助けてくれる資源のすべてを具体的に洗い出しておくべきです。維持の段階においてクライアントがそれらの活用を検討するよう促しましょう

スリップもしくは再発の可能性

　再発予防のテーマは，治療全体を通じて暗示的で，過剰なギャンブルに戻ることを防ぐという包括的な目標とも一致しています。ひとたびクライアントが自身の認知および行動的コーピング戦略を十

分に発展させ，治療終了の準備ができたなら，再発の可能性について説明すべき時期であるといえます。ワークブックの練習「再発予防：ソフィーの再発」を用いて，下記を含むキーコンセプトをレビューしてください。

- ■スリップおよび再発の定義
- ■クライアントにとってのスリップおよび再発の重要性
- ■スリップや再発を招きうるイベント，思考，そして環境

緊急事態の処置

　スリップや再発をどのように予防するかにあたり，ワークブックの読み物とエクササイズをレビューし，そしてクライアントがこれらの資源を自分の環境に対しいかに適応するかについて議論しましょう。このセッションの終わりには，治療後の評価のための予約を設定してください。

宿　題

　［セッション11〜12の間に行われるべき］
　クライアントに次のワークブックの素材をレビューするよう教えてください。

- ☞ 再発予防：ソフィーの再発
- ☞ 再発警告の兆候
- ☞ 緊急事態の処置　パート1：スリップの予防
- ☞ 緊急事態の処置　パート2：スリップをマネージする
- ☞ 備忘録
- ☞ ハイリスクな状況を避けるための戦略をクライアントが実践し続ける

ように促しましょう。
☞ もし必要なら，クライアントが問題解決スキルを実践し続けるよう促しましょう。

クライアントは日々のセルフモニタリング日記も書き続ける必要があります。

第9章
治療後の評価
(ワークブックの第9章に対応)

必要な素材

- ■ギャンブル障害の診断面接（DIPG）のセクション5　DSM-IV 診断基準（付録）
- ■DIPG のセクション6-ギャンブル問題の結果（付録）
- ■第2章より，ギャンブルに関する質問
- ■第2章より，自覚された自己効力感のアンケート

達成目標

治療を通じて何を身につけたのかを下記を用いて評価すること。
- ■クライアントのギャンブル習慣と，チャンスのゲームに関する知覚に関する定量的および定性的指標
- ■リスクのある状況におけるクライアントの自己効力感とギャンブルに対する制御の知覚
- ■クライアントの生活における別の面におけるギャンブル習慣の修正のインパクト

概　要

　治療後の評価の間に，治療者はクライアントが自らの達成目標に到達したか否かをチェックすることになります。治療者はまたギャンブル障害の診断面接（DIPG）セクション5を用いてギャンブル障害のDSM-IVの診断基準をチェックします（付録）。治療者はさらにDIPGセクション6（付録）によりクライアントのギャンブル習慣に関連する情報を収集します。また治療後の評価において，ギャンブルに関する質問エクササイズと自覚された自己効力感のアンケートも同様に行います。

予後の評価

　予後の評価について確認すべき基本事項は，行動の変化が現れたか否か，そしてそれが治療への暴露の結果としてなのかどうかということです。この変化はしばしば過剰なギャンブル行動の減少もしくは中止と結果的に関連するネガティブな結果の減少もしくは消退に関連しています。

　個人がギャンブル関連問題に関して意味ある改善を示したかどうかを評価するのに用いられる最も明らかな方法は，クライアントが達成し治療の目標を維持しているか否かを確認することです。進捗を測定する他の手段としては，治療前後における各種評価尺度の得点を比較して，有意な個人内の変化があったかどうかを確かめる方法もあります。私たちはあなたに両方の手段を用いることを勧めます。

第 10 章
フォローアップ評価
（ワークブックの第 10 章に対応）

必要な素材

- ギャンブル障害の診断面接（DIPG）のセクション 5　DSM-IV 診断基準（付録）
- DIPG のセクション 6　ギャンブル問題の結果（付録）
- 第 2 章より，ギャンブルに関する質問
- 第 2 章より，自覚された自己効力感のアンケート

達成目標

治療を通じて得られた進歩の維持を（時間のコースにおいて）下記を用いて評価しましょう。

- クライアントのギャンブル習慣とチャンスのゲームに関する知覚に関する定量的および定性的指標
- リスク状況におけるクライアントの自己効力感とギャンブルに対する制御の知覚を測定する
- クライアントの生活における別の面におけるギャンブル習慣の修正のインパクトを測定する

概　要

　フォローアップにおいては，治療者はクライアントがその達成目標を維持しているかどうかをチェックすることになります。治療者はまた，DIPG（付録）を用いてDSM-IV診断基準のギャンブル障害を参照します。治療者はまたギャンブル習慣に関連する情報を集めることになります。

　フォローアップにおける重要な質問は，変化が治療終了から1カ月以上維持されているかどうかです。私たちは少なくとも1年にわたり3カ月に1回の割合でクライアントに会うことを推奨します。私たちの経験では，多くのクライアントが，自分が独りで置いていかれるのではなく治療後もコンタクトを持てるということを知ってとても安心したと話していました。フォローアップの約束をすることにより，うまくやっているクライアントの自己効力感を強化するのみならず，自分の目標を見失ったりスリップを経験したり悪いギャンブル習慣を再発させたりしたクライアントをも助けることができます。

第 11 章
困難事例への対処

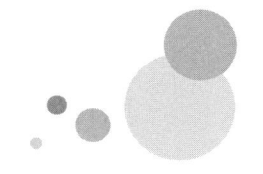

　治療者なら誰でも，臨床的な現実がより難しく，想定とは異なり，そしてギャンブル障害の治療がその例外でないことをよく知っていることでしょう。いくつかの状況やクライアントの行動は治療者の思惑と乖離することがあります。例えば，クライアントが「チャンスなど存在しない」とか「自分は借金取りから脅されている」などと訴えた場合は，どうしたら良いでしょうか？　確かなことは，治療の中で遭遇する問題は無数にあるということです。本章では，私たちはいくつかの困難事例を呈示し，その解決策を提案します。

チャンスというものは存在しない

　本書の治療の中核は，チャンスという概念を正確に理解することに基づいています。ギャンブル障害患者はチャンスを誤解し，チャンスのゲームとスキルのゲームをしばしば混同しています。前述した通り，治療者とクライアントはチャンスの定義について合意しなければなりません。大多数のギャンブル障害患者は，チャンスをコントロールできず予測できない現象と定義するでしょう。しかし，治療者はときどき「チャンスなど存在しない」と自信を持って主張するクライアントに遭遇します！　このような状況ではどう対処したら良いでしょうか？
　まず，治療者はクライアントに，その主張の意味するところを正確に

説明するよう尋ねてみるのが良いでしょう。クライアントによっては，「自分の人生はあらかじめプログラムされている」と主張するかもしれません。彼らは，チャンスは宿命と同義であり，すべては計画されている，そして出来事の経過や結果を変えるためにできることなど何もないと主張します。チャンスをより哲学的な観点から定義づけるクライアントもいるでしょう。彼らの決定論的理屈によれば，すべての出来事にはそうあるべき理由があり，すべては理由に基づいて起きるというのです。兆候，運勢，感性による示唆を重視するクライアントもいます。また，チャンスは確率であり緻密な計算により出来事を予測可能だというアイデアに固執するクライアントもいるのです。

　チャンスに関する彼らのアイデアについて対立的な姿勢を取ることは推奨されません。しかし，このコンセプトについて，より地に足をつけた定義について合意することはどうしても必要です。チャンスのあらゆる定義は，予測不能とコントロール不能の性質を含むものでなければなりません。クライアントが治療で使われる定義を受け容れ理解するのを助けるやり方の具体例を以下に示します。

ビネットの事例

　治療者：あなたはチャンスなどというものは存在しないと話していますね。これは，正確にはどういうことを意味しているのでしょう？

　クライアント：私が言いたいのは，私は自分に起きることがチャンスによるものだとは信じていないということです。あなたも知っているとおり，他の人よりラッキーで何か特別な人というのも存在します。ある人がより頻繁に勝つのはチャンスとか事故ではありません。物事を感じ取れる人がいるんです。物事は理由なく起きることはありません。

　治療者：あなたはこの質問に関して様々な考えを持っていて，あなたの

チャンスに関する視点は非常に哲学的であるように見えます。例えばもし小さな子どもにチャンスとは何かを説明するとしたら，あなたはどう説明しますか？

クライアント：私は，「計画できない何かが起きることだ」と答えるでしょう。私たちは，何が起きるか，いつ起きるかを知ることができない。そして，私のしたことにかかわらず，起きるときは起きるだろう，と。

治療者：そう，チャンスは私たちが計画できないものであり，私たちの行動が何らインパクトを与えないものであって，起こるべくして起こるものであるがゆえに。あなたはこの定義に賛成しますか？

クライアント：はい。これはちょっと。とてもシンプルで狭い定義です。まあ，ありうるとは思います。

辞書の定義を主張する方法は，クライアントをいらつかせず，宿命論的な認知から一歩離れさせるのに役立ちます。このアプローチは，予感や宿命がある種の人々の現実の一部であるということを否定するわけではありませんが，単にチャンスのゲームが到来したときにクライアントの確信に対する疑いを広げることができます。このようなアプローチはまた，チャンスの真の定義に関して延々と議論し続けるのを回避することもできます。

クライアントが，賢く洗練された数学的な戦略を用いて，チャンスの出来事を予知しようという考えに至ったときは，「日々の状況にどう対応するか」と「専門家が保険料を算定する際に必要な科学的専門性」との違いを指摘するのも良いでしょう。もし彼らがすべての確率を計算できるマシーンであったとしても，次のドローの結果を予測することはありえないのです。

まとめると，チャンスに関する正しい理解は治療をうまく進めるための必要条件であるため，クライアントと治療者がこの定義について同意

しておくことはとても重要なことです。チャンスの見解についてクライアントと対立するのは的外れです。私たちは，誰しも予測もコントロールも出来ないという事実に基づいて，チャンスを単純かつ操作的に定義することで互いに合意せざるを得ないでしょう。治療の開始時点においてクライアントが十分な理解に到達していることが望ましいのですが，この考えはときに脇にそれたり，治療の後半で再発見されたりすることもあり得ます。

チャンスのゲームをスキルのゲームとして見てしまう

　予測もコントロールも不能なチャンスのゲームの性質について提供可能なあらゆる情報と説明をもってしても，チャンスのゲームをスキルのゲームと見ることに固執してしまうクライアントもいます。

　今でもあまり知られていないことですが，賭場で喧伝されているのは，以下の2つの非常に正確な性質を有するという条件によって選ばれたチャンスのゲームだけです。ひとつは，次のゲームの結果を予測するのは誰にとっても不可能であること，そしてもうひとつは，遊ぶのにスキルが必要ないことです。

　不幸なことに，個々のチャンスのゲームは，ゲームを完全に支配できるようになるのではないかという誤った信念を抱かせるような物語性で味付けされています。そのような神話を永続させ，コントロールの幻想を醸し出す多くの本や雑誌が売られています。

　私たちは，これらの主張に対する懐疑を保つことが不可欠であると信じています。主張のいくつかは正しいかもしれません，しかしほとんどは明らかに都市伝説の類です。極めて稀な事例として，「カジノそのものを含むアンダーグラウンドネットワークの一角を形成しているギャンブラーが追放された」ということは起こりうる話です。しかしその結果，ギャンブル障害患者はそういった物語を信じ込み，自分もチャンス

を支配できるというアイデアにしがみついてしまいます。なにしろ彼らは大勝利したいのですから！

　大抵のカードゲームにおいてはチャンスの割合が大きいとは言え，プレイヤーのスキルと経験によって勝利の可能性を高めることのできるゲームも確かに存在します。例えばブリッジのプレイヤーは，対戦相手より良い点数を取るため，戦略を用いて推論を行います。また，ポーカーを友人と行う際には，はったりを上手に使いこなすことが極めて効果的かもしれません。この手のゲームでは，スキルによる結果の改善が可能であり，自分のスキルを信じることはあながち間違いともいえません。しかしカジノはこの現実をよく知っているので，どんなリスクも取らないのです。賭場の運営者は，プレイヤーが有利に勝負を運べるようなスキルが結果を左右するあらゆる種類のゲームを構造的に排除しているのです。

　また，チャンスのゲームとお金によって長期的な経済的利益が生み出される可能性はないのに対して，プレイヤーが少しずつ損を重ねながらゲームを続けることを防ぐものもありません。例えば，ブラックジャックで要求される唯一のスキルは，長期的に見て損失を軽減するための基本的なルールに厳格に従うことです。この消極的な方法を超えて勝ちのチャンスを増す方法はなく，逆にそのルールに従わなければ，長期的に損失の見込みを増やす結果になります。

　ブラックジャックや他のカードゲームでは，ギャンブル障害患者はしばしば，自分の希有な才能で食い扶持を稼ぐ「プロの」ギャンブラーのようにカードを数えることができたという幻想を抱きます。100％に満たない配当に注目して現実を見据えるならば，勝負を続けて何度も勝利を重ねることは絶対的に不可能です。そして，ブラックジャックの胴元が賭け金を巻き上げている状況で，プレイヤーの配当が例え99％であっても，それはなお100％に劣ることに変わりはありません。

　ギャンブル障害患者の中には，カードをカウンティングすることで，

胴元に対して有利に勝負を進め，勝率を上げることができると主張する人もいます。しかし，このやり方で勝率を上げることができるのは，1組のカードでプレイする場合に限られます。実際のカジノでは，ひとつのシューにおいて3組，5組，6組といったデッキが用いられていて，それは明らかにカジノオーナーの有利なやり方なのです［訳注：ブラックジャックにおける数学的解析は本書の範囲を超える。歴史的には，天才的なプレイヤーが勝率の高い戦略を編み出すたびにカジノ側もルールの変更を繰り返しており，現在では必勝法を簡単に発見できる余地はない］。

　今度は数字に目を向けてみましょう。仮にクライアントが完璧にカードを数え，カジノに対して0.5％有利になると主張したと考えてみます。ベストの可能性で，その人が毎回1万円賭けたなら，平均的には1回50円勝ちます。ゆえに，彼が1万円ずつ60回プレイすれば（60万円），3,000円勝てるでしょう。3,000円の勝ち，しかもそれは確率であって確実ではないのに，60万円をリスクに曝す価値はあるのでしょうか？どう考えてもおかしいですね。さらに，「プロのギャンブラー」はあなたに，確率的な損失においてばらつきを適正化するためにポケットから平均的な賭けを300回行うようにアドバイスします。しかし確率は長期的な時間でこそ成立するものです。ギャンブル障害患者は最初の2回の賭で大勝してその後の20回で負け続けるかもしれません。結局，確率論を極めたとしても，次のカードを確実に予測できるわけではないということです。次に，デックの開始でディーラーがプレイヤーにシューをカットするよう頼んだとしましょう。カットされたそのプラスチックのカードは，ディーラーがシューの最後に入れることになります。結果的に，どのカードも明かされることはありません。カードの内容を当てることは？　もちろん不可能です。ゲームの構造自体が，誰かが長期的に勝ち続けることを防ぐようになっているのです。よって，どのような戦略が用いられたとしても，常に賭場を支配しているのはチャンスの性質に他ならないのです。

第11章　困難事例への対処

　しかし，ギャンブル障害患者はゲームの結果にインパクトを与えられないということをなかなか認められないものです。年余にわたって，有利にプレイを運び勝率を高めるための様々な戦略を構築してきたと述べるクライアントもいます。実際のところこれは大きな誤解です。ゆえに，予期していたことであったとしても，この悲しい真実に触れて多くのクライアントは落ち込み，自責的になるのが普通です。「何年も一体こんなばかげたことをどうして続けてきたのだろう？」。彼らは自分に問いかけます。治療者の仕事は彼らを再び安心させることです。治療の前に，クライアントはギャンブルゲームの罠に関する知識がなかったため，この巧妙に仕組まれた罠に抵抗することが困難だったことを説明するのが良いでしょう。さらに，クライアントは単に自分に向き合うのに必要な知識も持っていなかったわけです。意気消沈したクライアントに対し，問題は知性の欠如ではなく情報の欠如であって，クライアントには選択の余地がなかったのだということを教えてください。

　同様の現象は，競馬や，アマチュアによるスポーツ賭博などでも繰り返されます。競馬場では，貴重な情報を得て賭けるべき馬を知っていると主張するたくさんの「玄人」ギャンブラーがいます。それでもなお，研究によると，素人ギャンブラーもプロの予想師も，同じくらい負けるとされています。理由は単純です。競馬における配当もまた100％を下回るからです。競馬のルールの中で確立されている一節を引用しましょう。「競馬の胴元は証券会社と同じように振る舞う。すなわち，レースの結果にかかわらず，賭け金の総額から決まったパーセンテージの儲けが差し引かれる。残った金額から税金と管理費が引かれた分が，勝ち馬に賭けたギャンブラーの間でシェアされる」。

　レースを重ねれば重ねるほどに，勝った儲けは少なくなるということも，気に留めておく必要があります。さらに，レースで勝った配当は，すべてのギャンブラーが賭けたお金の合計に依存します。加えて，単純な賭け方はコンビネーションの賭けよりも儲けが少なくなります［訳

注：日本の競馬では例えば単勝が前者，馬単が後者に該当する]。同じルールは，他のスポーツ賭博にも広がっています。つまり，より結果が予測できるほど，より勝ち目が少なくなるのです。最後に，馬が暴走して対戦相手を妨害するようなハプニングを予測できる人がいるでしょうか？どの馬が勝つか知ることは誰にとっても不可能です。他のスポーツ賭博でも同じことが当てはまります。スタープレイヤーが怪我したり大失策したりすることを誰が予測できるでしょうか？

　要約すると，レースやスポーツゲームは多くのパラメータに左右されており，結果を予測することは絶対的に不可能だということです。唯一確実なことは，たくさん賭ければたくさん失うということなのです。

コントロールのアイデアを信じ抜いてしまう

　病的なギャンブル問題を持つ人が，ある日を境にギャンブルを紳士の娯楽として適度に楽しめるようになる可能性について，私たちはまだ確かなことは言えません。しかし，ギャンブル障害患者が抱いている最も大きな幻想のひとつが，「2,000円だけギャンブルして，そこで打ち止めにすることができる」という信念であるということは疑いようもない事実です。

　クライアントは，自分が2,000円「だけ」遊ぶと決めた時点で，欲望の波に押し流されてもっとたくさん浪費してしまう大きなリスクを背負い込んでいるということを学ぶ必要があります。事実，彼らの多くが自らの経験によりそのことを証明しています。やがて彼らは，2000円だけ賭けるというアイデアはギャンブルへの「許可」を自分に与えるための言い訳のひとつに過ぎないという理解に思い至るでしょう。彼らは自分の危険な考えがコントロールを失わせギャンブルに再び追いやるということを自覚しなければなりません。

ビネットの事例

クライアント：私は「2,000円しか賭けない，2,000円分のリスクしか取るつもりはない」と静かに話しました。私はひとたびこのお金が溶けたらそこで自分を止められると感じたのです。それ以上傷を負うことはないだろうと。

治療者：あなたの言ったことを書き下ろして，それぞれのアイデアを見てみましょうか。あなたはたった2,000円と言いました。静かにね。このアイデアはあなたをギャンブルに誘います。ギャンブル障害患者としてのあなたの経験と，あなたが今までに身につけた知識を総動員して，ギャンブルへの欲望を引き下げるために自分に何と話しかけたらいいか，考えてみましょう。

クライアント：私は「2,000円しか賭けずにすんだことなどないじゃないか」と言います！　こんな小銭はすぐ浪費されてしまいます！それに私は静かにギャンブルすることなどできません。もし負けたら，私はカッカしてしまい，まったくリラックスできなくなります。私は完全に我を忘れて，手をポケットに突っ込んでより多くのお金を探すでしょう。

治療者：素晴らしい！　目の前の現実を見て，2,000円だけだったらクールなまま賭けられるだろうというアイデアについて考えてみましょう。2,000円というのはたったの一勝負です。再びあなたはギャンブルに誘われるでしょう。あなたはこのアイデアを，より良い方向に変更してみてください。「私には2,000円のリスクを抱えている。そしてそれが浪費されたら自分を止められるだろうと思った」。

クライアント：私は2,000円を失う手はないと自分に言い聞かせましょう。だって私はギャンブルすればもっと多くを浪費するということを完全に知っているからです。これはとても有害なことです。もし

そうなれば私は賭け金をすべて失ってしまうでしょう。ひとたびギャンブルを始めたら自分をコントロールできないのです。私は狂ってしまいます！ つまり，「2,000円だけ使ってそこで止めることができる」なんて，真っ赤なウソなんです。

　この手のエクササイズによって，クライアントは自分が自らの思考と行動をコントロールし変更するだけの力を持っているということを理解できるようになります。彼らは自分をギャンブルへと導く自動思考を同定し，身につけた知識とギャンブルを止めたいという意欲の助けを得て，自分をどのように変えるかを学ぶのです。もしクライアントがこのタイプのエクササイズをすれば，彼らは強くなり，自分の宿命の支配者になれるでしょう。リスクのある状況に出くわしたとき，彼らはより上手にギャンブルへの衝動に抵抗をすることができるでしょう。

ギャンブルは興奮する

　ギャンブルをドラッグ使用と比較するクライアントもいます。ギャンブルは他の活動では得られない興奮を与えてくれるというのです。ギャンブルへの欲求が高まったり，ギャンブルできない状況になったりすると，身体的な離脱症状を自覚するギャンブル障害患者もいます。それゆえ，ギャンブル活動を止めると非常に辛くなるのです。

　深刻なギャンブル問題を抱えていると，ギャンブルを続けていても興奮の程度は下がってくる傾向があります。これがクライアントに賭け金の上昇を強要します。アルコールやドラッグの乱用と同じように，ギャンブル障害患者は望ましい程度の興奮を求めて次第に高額を張る必要が出てくるのです。

　強く興奮した経験の記憶は，ギャンブル障害患者にギャンブルをさせたがる要因のひとつです。彼らはギャンブル以外に何も熱中できるもの

がなく，ギャンブルのみがすべてを忘れさせてくれると信じ込んでいるかもしれません。彼らの発想はギャンブルの負の結果よりも正の側面により目を向ける傾向にあります。

　クライアントの感覚を直接的に攻撃する必要はありません。しかし，クライアントの中に疑いの種を蒔くことは可能です。クライアントに対して，ギャンブル体験の前および最中に自分自身を注意深く観察してみるよう指示するのは，非常に有効な方法のひとつです。彼らの喜びの強さはどれほどのものか，そしてそれはギャンブル体験を通じてどのように変化するのか，振り返らせましょう。このエクササイズによって，クライアントはおそらく，ギャンブルの喜びは自分で思っていたほどには強くなかったということに気づくでしょう。ギャンブル前に期待した喜びは，実際にギャンブルしている最中に経験する喜びと決して同じではありません。クライアントは所詮勝ったときにしかギャンブルを楽しめないということに気づくでしょう。このことを考えるうちに，勝ったときには意気揚々となるよりもむしろ安心感を覚えるものだと気づくかもしれません。この個人的な認識はクライアントにとって，しばしば治療者の観察による気づきよりもより重みを持つものとなります。

思考を変えることを拒む

　一般的に，クライアントがひとつの思考を頑なに維持しているときに，他の考えを納得させようとするのは無意味です。「最後にもう一度」勝ったらギャンブルを止めようと決心していたクライアントの例を挙げましょう。そのとき，彼は常に負けていて，それでも勝てばギャンブルを止められると固く信じていました。治療者は，クライアントに対して，「もし勝てたとしても，あらゆる間違った信念が浮かび上がってきて，結局ギャンブルを続けることで頭がいっぱいになるだろう」という考えを説こうとするかもしれません。しかし，ギャンブル障害患者

は，現実に向き合うことを拒んでいる限り，誤った思考に囚われ続けるものです。治療者はそのようなクライアントに対しては，系統的な観察を指示したり，もしくは彼らの仮説を検証するために治療を一休みすることを提案したりしても構いません。このようなエクササイズにより，治療者もクライアントも余計な時間を使わずにすみ，また今後の不毛な議論を未然に防ぐことができます。

　本書の治療手順がとても単純であることに注目して，自分の問題は治療者が考えるより根深いのだと主張するクライアントもいます。そのような場合には，この治療はギャンブル習慣の原因よりもそれを維持する要因に焦点を当てているということを明確に繰り返し伝えてください。自分の人生のコントロールを取り戻すためには，まずギャンブルを止めることが最優先です。この考え方は火事になった家にしばしば例えられます。

ビネットの事例

　　治療者：あなたのギャンブル問題が根深い原因を持っていること，そしてあなたにとって問題の根源を突き止めることが重要であるということがよくわかりました。しかし，私はそれでもなお，比較してみたいと思います。あなたの現在の状況は火に包まれた家に似ています。すべてが燃え上がっています。経済状況，家族，仕事，あなたを飲み込むストレス，他にも。

　　クライアント：ええ，そのようです。

　　治療者：火事の場合，最初にすべきことは何ですか？

　　クライアント：まずできる限り早く家を出ます。

　　治療者：そして？

　　クライアント：消防車を呼んで火を消してもらいます。

　　治療者：論理的に考えてそれが正解ですよね。私がここで提供している

治療は，あなたを家の外に逃がして消火を助けるためのものです。その後で私たちは熱風の原因を調べます。私たちは火が燃えている最中に原因を調べることはできません。ですから私は順を追って進んでいくことをお勧めします。最初の段階はギャンブルの習慣を止める方向に進み始めることで，それはあなたの生活が炎上するのを防ぐことです。そのうえで初めて，あなたは原因を追求する時間を作って，本当に根本までたどり着くことができるでしょう。この提案はあなたに合うでしょうか？　注意深く考えたうえで決断してください。

　このような態度を取るにあたって，治療の進め方を説明している最中も，クライアントの気持ちを尊重することを忘れてはなりません。さらに，私たちはしばしば，ギャンブル習慣を持続させているものは実は最初のギャンブルの引き金になったものとは異なることに気づくことがあります。ギャンブル問題を軽減するためには，ギャンブルの習慣を維持している存在に対してまず対処するべきです。ギャンブルに対する明らかに誤った思考は，最も重要な維持要因となります。損失を取り戻す確率に関する信念，2,000円だけ賭けること，ギャンブルでリラックスすること，そして問題を忘れることが，人々をギャンブルに向かわせる考え方の代表的なものです。
　しかし，クライアントがそれでも自分のギャンブル問題の深く無意識に潜む原因について固執する場合は，治療者には2つの選択肢があります。もし可能と思われるならば，治療者はクライアントの望む通りの方針を採用しても構いません。それが困難であれば，そのような治療戦略を採用している別の治療者にクライアントを紹介する方法もあります。

表 11.1　約束を忘れる理由

お金がない	クライアントは治療費の工面ができないのかもしれない。
再発	クライアントは治療者に申し訳ないと感じているかもしれない。治療者の信頼を裏切ったので顔を合わせづらいのかもしれない。再発を認めるのが恥ずかしいのかもしれない。
信頼感の欠如	再発はクライアントの自信を喪失させる。結果的に，自分はギャンブルを止めることができないと決めつけてしまい，治療を続ける価値がないと思い込んでいるのかもしれない。
治療過程に対する疑い	再発は治療の価値に関する信念を弱めてしまう。クライアントは再発したため治療が有効でないと考えているかもしれない。

約束違反，遅刻，欠席

　クライアントがセッションに遅刻したり，予約を完全に忘れたり，予定を変更したりする場合，そこには多くの理由があります。これらの行動はしばしば，ギャンブルを止めるという決断に関わるクライアントの両価性を反映しています。

　クライアントに対しては，そのような反応はごく普通のものであると伝えるべきでしょう。可能性を伝え警告することで，クライアントは嘘をついたり欠席や遅刻を説明する理由を捏造したりする誘惑から逃れることができます。

　約束の予定変更やキャンセルにおいてクライアントが考えがちないくつかの理由が表 11.1 に示されています。

　これらの問題について，治療者は治療の開始時点においてクライアントと話し合っておくべきでしょう。クライアントは遅刻や欠席の理由として何が認められて何が認められないかを合意しておく必要がありま

す。最も重要なのは，遅刻や欠席は治療過程でしばしば生ずる状況であるということをクライアントに伝え，これらの問題について共通認識を持っておくことです。

治療に関して嘘をつく

　嘘をつくことは，ギャンブル障害の診断基準のひとつにもなっています。これは明白な症状です。治療者はクライアントが合意した範囲でしか治療を提供できません。もちろん治療者はクライアントの許可を得て第三者から話を聞くかもしれません。しかし，治療関係はクライアントと治療者との間でこそ最初に確立される必要があります。オープンな態度でクライアントに接し，説教のようなやり方は一切避けることが重要です。治療者がクライアントを見下すような態度を取れば，クライアントは隠し事をするようになるでしょう。彼らは治療者に講義をしてほしいわけでも見下してほしいわけでもないのですから。

　クライアントと治療者は共通の目的に向けたチームを形成します。クライアントの目的とはギャンブルを止めることです。治療者に対して何でも率直に話せるのがクライアントの利点です。治療者はクライアントが治療中にウソをつかざるを得なかった事例について例示しても良いでしょう。ギャンブル障害患者は例えば下記のような理由で嘘をつくかもしれません。

- ■ギャンブル問題の深刻さを最小化するため
- ■治療者を喜ばせるため
- ■治療者に状況が改善していると信じさせるため
- ■治療に来ることやギャンブルを再開してしまったと話すのに飽き飽きしたため
- ■違法行為をしたことを認めるのは恥ずかしくて恐怖に満ちたもの

であるため
- 同じマシーンで12時間を費やして10,000円をすったと言うのは彼らにとって恥ずかしいため。特に治療のセッション8に達しゲームの罠に気づいた後では
- 治療に成功する必要があるため。例えば裁判所の命令で
- なぜ約束に遅れたかまたは欠席したかを説明するため

治療者は，クライアントの主張が正しいかどうか完全にわかるわけではありません。それでもなお，治療者はクライアントが開示した要素のすべてを活用して，持てる力を振り絞って彼らを助けるのです。

協働の欠如

　自己観察フォームを埋めるのが好きでないとか，提示された宿題を完遂する十分な時間がとれないと述べるクライアントもいます。クライアントがなぜエクササイズを行いたくないのかについて，その理由を一緒に探すようにしましょう。エクササイズはクライアントにとって何を意味しているのでしょうか？　エクササイズのどこが嫌いなのでしょう？認知に焦点を当てている間も建設的な話し合いを続けることが重要です。

抑うつと自殺念慮

　言うまでもないことですが，クライアントが重度の抑うつや自殺念慮の兆候を示したなら，その問題を最優先で扱うべきです。抑うつが重度であったり自殺のおそれがあったりする場合は，いかなるリスクも冒すべきではありません。まず治療者は，もし強い自殺念慮が表面化したらどこに行き誰を頼れば良いか知っていることをクライアントに保証する

必要があります。治療者はクライアントと生命の契約を交わすこともできます。状況によっては，クライアントが医学的もしくは薬学的モニタリングのために医師を頼ることを勧めるのも適切かもしれません。クライアントの安全を確保することが不可欠です。治療者とクライアントは状況が安定してから改めて本来の治療に戻ることができるでしょう。

経済的問題

　経済的問題が作り出す2つの危機的状況として，クライアントが借金取りに脅かされている場合と，家族や友人からの経済的支援を必要としている場合とがあります。

　クライアントが借金取りに脅かされているとき，彼らは疑いなく，極めて深刻なギャンブル問題を抱えています。これは特にデリケートな状況といえます。というのは，ギャンブル障害患者はしばしば犯罪の要素と関わるためです。極めて明白な危険にクライアントが直面している状況では，私たちは治療者としてできる介入に限界があることを自覚しておく必要があります。

　間違いなく，このような状態で治療を継続することは極めて困難です。報復の恐怖はクライアントにとってギャンブルの動機付けになってしまいます。高利貸しやノミ屋に返済するためにクライアントは素早くお金を手に入れねばならず，それを可能とする彼らが知る唯一の方法はギャンブルなので，第三者からの督促はギャンブル問題を深刻化させます。明らかに，このような局面からクライアントを逃がすことは容易ではありません。

　この段階では，ギャンブルの誘惑が強すぎることが多いため，クライアントは一切お金に接触しないようにすべきです。治療に入ったら，行動を入念にモニターし，第三者がクライアントの財政を管理するべきです。もし可能なら，家族や友人に借金を返済してもらえるよう相談する

のが良いでしょう。クライアントや家族，友人の生命が脅かされるような経験は，非常に外傷的な性質を持っているということを知っておく必要があります。このような恐怖はクライアントにサバイバル反射を引き起こします，すなわち「闘争か逃走か」です。ここで状況によっては適応できるかもしれないいくつかの解決策を述べておきます。ただし，非合法に借金しているクライアントは深刻な状況に追い込まれていて，治療者でもサポートしきれない可能性があることを覚えておいてください。

　まず，クライアントに対して，借金取りやノミ屋に最優先で対処するよう指示するのが良いでしょう。クライアントには「貸し手」と合意するか，支払日を先送りすることを試みる選択肢があります。借金取りにとっては，債権を回収するためにより長く待つほうが，クライアントを身体的に傷つけるだけでお金は返ってこないよりも，望ましいかもしれません。たとえクライアントが破産を申告したとしても，貸し手が「合法」でない場合は負債から逃げられないのです。

　家庭内暴力の犠牲者のように，借金取りに脅かされているクライアントは夜逃げを検討中かもしれません。しかし彼らにとって「安全な家」はどこにもありません。どこか別の場所に逃げれば一時的には危地を脱するかもしれませんが，中長期的な安全は保証されません。クライアントは「貸し手」にその身を差し出して落とし前をつける決意をするかもしれません。幸いなことに，ギャンブル障害患者が危険な相手に借金をすることは比較的稀なことです。

　クライアントの家族や友人が，お金を貸すべきか否か悩んで相談に来ることもあります。重要な経済的困窮に陥ったクライアントが家族や友人にお金の無心に来ることは珍しくありません。家族や友人はこのとき困難に直面し，それは悲痛でさえあります。というのは，彼らはクライアントを立ち直らせたいと思う一方で，お金を貸してあげることが正しいことかどうかわからないうえに，クライアントが借りたお金を返せる

見込みはほとんどないとよく知っているからです。

　治療者は家族や友人にアドバイスしても良いですが，クライアントにお金を貸すかどうかは完全に当事者の判断になります．治療者の役割は，お金を貸したことによって起こりうる結果についての情報を提供することであって，彼らの代わりに決断することではありません．

　一般論としては，私たちは家族や友人に対して，ギャンブル障害患者には金を貸さないようアドバイスします．もし彼らがギャンブルによる経済的結果に対する責任を負えないのであれば，お金を貸すことはその責任を矮小化することにつながります．ギャンブル障害患者はお金を借りられたらギャンブルし続けると決めるかもしれません．私たちは，当事者同士の感情的結びつきや，ギャンブル障害患者は他者操作や泣き落としのスキルをマスターしているため家族や友人がお金を貸すのを拒むことが難しいということを知っています．そしてギャンブル障害患者が本当に借りたお金を返す完全な意志を持っているとしても，彼らはやはりギャンブルに走ります．たとえそこで勝ったとしても，家族や友人は，クライアントが経済危機を克服できない状況で自殺に及ぶことを恐れるでしょう．

　上記のすべてを勘案しても，クライアントの家族や友人にとって真の利益となるのは，自分自身の経済的安全を確保し，クライアントの存在が自分を借金地獄の巻き添えにすることのないよう保障することです．過剰なギャンブルの結末は全てのお金を失うことにほかならないので，無尽蔵のお金を持っているのでない限り，ギャンブル障害患者の財政状況を健全化することは誰にもできません．

治療の停滞

　治療がプラトーに達したり，足踏みしていたりしたら，立ち止まって状況を分析すべきときだと思われます．治療者はまず，クライアントが

自分と同じ印象を持っているかを確認し，治療の停滞の原因について説明できるかどうかを尋ねてみるのが良いでしょう。状況の評価のためにいくつかの質問が考えられます。治療の開始から見てどんな進歩がありましたか？　治療中にあなたをがっかりさせるようなことがありましたか？　この治療のコンセプトを理解していますか？　新しい戦略を使いこなせていますか？　治療者はまた，クライアントの両価性について質問し，治療目標を再度レビューし，そしてクライアントをギャンブルから遠ざけてくれるような他の活動を同定することを試みるべきです。

クライアントがプレイしているゲームをよく知らない

　チャンスのゲームには様々な種類があります。カードゲーム，ロト，スポーツ賭博，スロットマシーン，ビデオロトなど。結果として，治療者はクライアントが実際にプレイしているゲームについてあまり詳しく知る時間的余裕は持てません。このような場合，何ができるでしょうか。治療者は単にそのゲームについてあまり詳しくないことを認め，そのルールや手順，可能なら勝ち方，そしてそれ以外についてもっと知りたいと思っているとクライアントに伝えても良いでしょう。治療者にとって，これはクライアントが大好きなゲームについての誤った認知を調べる絶好の機会です。誤った感覚を同定するに当たって特定のゲームを詳しく知っている必要はありません。クライアントの勝利への確信やコントロールの幻想，そして独立した事象同士を関連づけようとする傾向などに注意を払っていれば十分です。治療者はそれゆえ一石二鳥を得ることができます。すなわち，議論されているゲームについて学ぶことと，特定のゲームに関連したクライアントの誤った思考に働きかける機会を持つことは，両立が可能なのです。

結 論

　治療中に遭遇するかもしれない問題に関するいくつかの方針を提示しました。また私たちの経験に基づいて，これらの困難を取り扱うのに有効かもしれないいくつかの解決策を示唆しました。これらのアイデアはクライアントが治療上の問題解決を探す足がかりになるかもしれません。「チャンスよりも自分自身の強みに賭けたほうがよいだろう」と述べることで本書を締めくくりたいと思います。

付録　ギャンブル障害に関する診断面接

セクション1：相談の動機
セクション2：コントロールを部分的もしくは完全に失うことを
　　　　　　招くゲーム
セクション3：ギャンブル習慣の確立についての情報
セクション4：現在のギャンブル問題についての情報
セクション5：DSM-IV 診断基準
セクション6：ギャンブル問題の結果
セクション7：自殺念慮
セクション8：現在の生活状況
セクション9：他の依存（現在または過去）
セクション10：精神保健――事前の経験
セクション11：強みと利用可能な資源
セクション12：コメント

日　付　_____年____月____日

被検者　_____

治療者　_____

セクション１：相談の動機

1. あなたのギャンブルのどんな面があなたを相談に導いたのですか？
   _____
   _____
   _____

2. あなたは自分のギャンブルを解決するための措置を実施することを個人的に動機づけられていますか？

    はい ☐　　いいえ ☐

説明せよ：_____
_____
_____

3. あなたが助けを求めることを動機付けた特定の出来事がありますか？
   答えの選択肢を読まないこと。あなたは３つの理由を探し挙げて証明してもよい。（最初の理由 =1，二番目の理由 =2，三番目の理由 =3）

    はい ☐　　いいえ ☐

コメント
ギャンブルのために別離を
脅されているか配偶者から
の圧力を受けている   _____   _____

ギャンブルのために関係が
失われる   _____   _____

雇用者からの脅しか重圧が
ある   _____   _____

ギャンブルのために仕事を
失う   _____   _____

ギャンブル活動のコントロ
ールを失う   _____   _____

重要な所持品を失う   _____   _____

その他（説明せよ）   _____   _____

セクション2：コントロールを部分的もしくは完全に失うことを招くゲーム

	このゲームについて自分をコントロールすることに困難を感じますか？（はい，いいえ）	「はい」の場合，その困難はどのくらい続いていますか？（何カ月，何年）
A. ロト		
B. カジノ		
ブラックジャック		
ルーレット		
バカラ		
Keno		
スロットマシーン		
C. ビンゴ		
D. カード		
E. 馬，犬，または他のタイプの動物レース		
F. ストックマーケットまたはコモディティ		
G. ビデオロトターミナル		
H. ボーリング，プール，ゴルフ，またはその他のスキルのゲーム		
I. ダイス（クラップスなど）		
J. スポーツくじ		
K. インターネットくじ		
L. その他		

コメント：

_____

_____

_____

_____

_____

セクション３：ギャンブル習慣の確立についての情報

1. あなたは，お金のためのチャンスのゲームをする際に，過去に自分のギャンブルをコントロールするのが難しかった経験があると話しました。あなたが初めてこれらのゲームで確かな勝利（例えば「大勝ちした」）をつかんだのはいつのことか憶えていますか？
   注：最初の何回かのうちに大きな勝ちを収めた経験があれば，この質問の回答は「はい」になります。

   はい □　　いいえ □

   もし「はい」なら，どのくらい勝ちましたか？
   _____

   どのくらい賭けましたか？
   _____

   それはどのくらい前のことですか？（月や年単位で同定する）
   _____

2. 次の人々がギャンブルを紹介しましたか？（関係を特定する）
父	□	配偶者	□
母	□	友人	□
兄弟姉妹	□	隣人	□
おじ・おば	□	同僚	□
祖父母	□	自分自身	□

その他（特定せよ）＿＿＿＿＿＿＿＿＿＿＿＿＿＿□

3. ギャンブルがあなたにとって問題になったのは何歳の頃でしたか？

　＿＿＿＿＿＿＿＿＿＿＿＿＿＿＿＿＿＿＿＿＿＿＿＿＿＿＿＿

4. あなたの意見として，何があなたのギャンブル問題のきっかけでしたか？

　＿＿＿＿＿＿＿＿＿＿＿＿＿＿＿＿＿＿＿＿＿＿＿＿＿＿＿＿
　＿＿＿＿＿＿＿＿＿＿＿＿＿＿＿＿＿＿＿＿＿＿＿＿＿＿＿＿
　＿＿＿＿＿＿＿＿＿＿＿＿＿＿＿＿＿＿＿＿＿＿＿＿＿＿＿＿
　＿＿＿＿＿＿＿＿＿＿＿＿＿＿＿＿＿＿＿＿＿＿＿＿＿＿＿＿
　＿＿＿＿＿＿＿＿＿＿＿＿＿＿＿＿＿＿＿＿＿＿＿＿＿＿＿＿

セクション4：現在のギャンブル問題についての情報

1. 現時点でギャンブルにあなたを動機づけたあなたの考えを変えた主な理由や問題は何ですか？

   あなた自身の気をそらしたり，あなたの考えを変えたり，
   　日々の問題やストレスから逃げたりするために　　　□
   お金を稼ぐため，または経済問題を解決するために　　□
   その他の理由　　　　　　　　　　　　　　　　　　　□

2. 平均的に，毎週どのくらいの時間をギャンブルに費やしていますか？　_____（合計時間）

3. 平均して，毎週どのくらいのお金をギャンブルに費やしていますか？　_____円

セクション 5：DSM-IV 診断基準

　下記の各項目をクライアントに読んでください。もし下に記載された質問を読んでクライアントが理解できなかったら，そのときは理解しやすくなるよう質問をかみ砕いても構いません。DSM-IV 診断基準の各項目のため，各項目の回答が「はい」か「いいえ」のどちらに該当するかを明らかにしてください。はっきりしない場合はクライアントに確認してください。

1. ギャンブルに支配されている自分を見つけますか？（例えば，過去の賭博を生き生きと再体験すること，ハンディをつけることまたは次の賭けの計画を立てること，またはギャンブルをするための金銭を得る方法を考えることにとらわれている）
　　はい　□　　いいえ　□

2. 興奮を得たいがために，賭け金の額を増やして賭博をしたい欲求がありますか？
　　はい　□　　いいえ　□

2a. もし「はい」であれば，賭け金を増やしたり常に最大の量を賭けたりする傾向を持ちますか？
　　はい　□　　いいえ　□

3. ギャンブルをするのを抑える，減らす，止めるなどの努力を繰り返し成功しなかったことがありますか？
　　はい　□　　いいえ　□

付録　ギャンブル障害に関する診断面接

もし「はい」であれば，コメント：

_____
_____
_____

4. ギャンブルをするのを減らしたり，または止めたりすると落ち着かなくなる，またはいらいらすることがありましたか？
　　はい　□　　いいえ　□

5. 問題から逃避する手段として，または不快な気分（例：無気力，罪悪感，不安，抑うつ）を解消する手段としてギャンブルをしますか？
　　はい　□　　いいえ　□

6. ギャンブルで金をすった後，別の日にそれを取り戻しに帰ってくることが多い（失った金を深追いする）ですか？
　　はい　□　　いいえ　□

7. ギャンブルへののめり込みを隠すために，家族，治療者，またはそれ以外の人に嘘をつくことがありますか？
　　はい　□　　いいえ　□

8. ギャンブルの資金を得るために，偽造，詐欺，窃盗，横領などの非合法的行為に手を染めたことがありますか？
　　はい　□　　いいえ　□

　8a. もし「はい」なら，どのような違法行為で，何回ですか？

　　　　　　　　　　　　　　　　　　　　　　　　回数
　　　偽造　□
　　　詐欺　□　　　　　　　　　　　　　　　　_____
　　　窃盗　□　　　　　　　　　　　　　　　　_____
　　　横領　□　　　　　　　　　　　　　　　　_____
　　　その他（特定せよ）_____ □　　_____
　　　　　　　　　　　　　　　　　　　　　　　　_____

8b. あなたは現在法律的問題を抱えていますか？　または法律的手続の過程の中にいますか？　もし「はい」なら説明してください。
_____
_____

9. ギャンブルのために重要な人間関係，仕事，教育，または職業上の機会を危険にさらし，または失ったことがありますか？
　　　はい　□　　いいえ　□
　　　もし「はい」なら，巻き込まれたのは……？
　　　　家族関係　□　　　　仕事　　　□
　　　　配偶者関係　□　　　友人関係　□
　　　　職場関係　□　　　　学習　　　□
　　　　説明せよ：_____
_____

10. ギャンブルによって引き起こされた絶望的な経済状態を免れるために，他人にお金を出してくれるよう頼っていますか？
　　　はい　□　　いいえ　□

　　　　　　　　　現在の診断基準の数：_____

セクション6：ギャンブル問題の結果

1. 現時点で，どの点であなたのギャンブル行動があなたの社会生活に影響していますか？（友人の数が減る，孤立，社会活動をあきらめる，など）

   0————1————2————3————4————5————NA
   まったく　きわめて少し　いくらか　そこそこ　強く　とても大きく　問題なし
   　　　　　　　　　　　　　　　　　　　　深刻に

   説明せよ：_____
   _____
   _____

2. 現時点で，どの点であなたのギャンブル行動があなたの結婚生活に影響していますか？（口論，パートナーと過ごす時間の減少，いらいら，セックス活動の頻度，など）

   0————1————2————3————4————5————NA
   まったく　きわめて少し　いくらか　そこそこ　強く　とても大きく　問題なし
   　　　　　　　　　　　　　　　　　　　　深刻に

   説明せよ：_____
   _____
   _____

3. 現時点で，どの点であなたのギャンブル行動があなたの家庭生活に影響していますか？（なし，子どもと過ごす時間の減少，いらいら，など）

   0————1————2————3————4————5————NA
   まったく　きわめて少し　いくらか　そこそこ　強く　とても大きく　問題なし
   　　　　　　　　　　　　　　　　　　　　深刻に

説明せよ：_____
_____
_____

4. 現時点で，どの点であなたのギャンブル行動があなたの仕事に影響していますか？（能率の低下，欠勤，遅刻，集中の欠如，など）

```
0————1————2————3————4————5————NA
まったく  きわめて少し  いくらか  そこそこ  強く  とても大きく  問題なし
                                        深刻に
```

説明せよ：_____
_____
_____

5. 現時点で，どの点であなたのギャンブル行動があなたの気分に影響していますか？（不安，心配，ストレス，抑うつ，など）

```
0————1————2————3————4————5————NA
まったく  きわめて少し  いくらか  そこそこ  強く  とても大きく  問題なし
                                        深刻に
```

説明せよ：_____
_____
_____

6. 現時点で，どの点であなたのギャンブル行動があなたの睡眠に影響していますか？（入眠や睡眠維持の困難，早朝覚醒，など）

```
0————1————2————3————4————5————NA
まったく  きわめて少し  いくらか  そこそこ  強く  とても大きく  問題なし
                                        深刻に
```

付録　ギャンブル障害に関する診断面接　　　　　　141

説明せよ：_____
_____
_____

7. 現時点で，どの点であなたのギャンブル行動があなたの身体的健康に影響していますか？（体重減少，胃潰瘍，頭痛，など）

0————1————2————3————4————5————NA
まったく　きわめて少し　いくらか　そこそこ　強く　とても大きく　問題なし
　　　　　　　　　　　　　　　　　　　深刻に

説明せよ：_____
_____
_____

8. 現時点で，どの点であなたのギャンブル行動があなたの経済的状況に影響していますか？

0————1————2————3————4————5————NA
まったく　きわめて少し　いくらか　そこそこ　強く　とても大きく　問題なし
　　　　　　　　　　　　　　　　　　　深刻に

説明せよ：_____
_____
_____

(つづく)

セクション6：ギャンブル問題の結果（つづき）

8a. 今までに破産宣告を受けたことはありますか？
　　　はい　□　　いいえ　□
　　もし「はい」なら，いつですか？　＿＿＿＿＿＿＿＿＿（年を記載）
　　　借金の額はいくらですか？　＿＿＿＿＿＿＿
　　　ギャンブルに直接関係する額はいくらですか？　＿＿＿＿＿＿

8b. 現時点で，あなたはギャンブルの借金を負っていますか？
　　　はい　□　　いいえ　□
　　もし「はい」なら，誰に借りていますか？
　　　銀行/クレジットカード会社に　＿＿＿＿＿＿＿
　　　　　　　　　　　　　　　　　　＿＿＿＿＿＿＿円借りている
　　　パートナーに　　＿＿＿＿＿＿　＿＿＿＿＿＿＿円借りている
　　　親戚に　　　　　＿＿＿＿＿＿　＿＿＿＿＿＿＿円借りている
　　　友人に　　　　　＿＿＿＿＿＿　＿＿＿＿＿＿＿円借りている
　　　同僚に　　　　　＿＿＿＿＿＿　＿＿＿＿＿＿＿円借りている
　　　高利貸しに　　　＿＿＿＿＿＿　＿＿＿＿＿＿＿円借りている
　　　その他に　　　　＿＿＿＿＿＿　＿＿＿＿＿＿＿円借りている

8c. 今日まででギャンブルの結果失った金の総額はどのくらいと計算されますか？
　　　＿＿＿＿＿＿＿＿＿＿＿＿＿円

9. 現時点で，どの程度あなたのギャンブル行動があなたの人生の質に影響していますか？（住居，食事，個人所有物の買い物，個人的ケア，など）

0 ———— 1 ———— 2 ———— 3 ———— 4 ———— 5 ———— ＮＡ
まったく　きわめて少し　いくらか　そこそこ　強く　とても大きく　問題なし
　　　　　　　　　　　　　　　　　　　　　深刻に

説明せよ：＿＿＿＿＿＿＿＿＿＿＿＿＿＿＿＿＿＿＿＿＿＿＿＿＿＿＿＿＿＿＿
＿＿＿＿＿＿＿＿＿＿＿＿＿＿＿＿＿＿＿＿＿＿＿＿＿＿＿＿＿＿＿＿＿＿＿＿
＿＿＿＿＿＿＿＿＿＿＿＿＿＿＿＿＿＿＿＿＿＿＿＿＿＿＿＿＿＿＿＿＿＿＿＿

セクション 7：自殺念慮

1. 過去 12 カ月に，あなたは深刻に自殺（自分の生命を終わりにする）を考えたことがありますか？
   はい　□　　いいえ　□

1b. もし「はい」なら，実行方法を考えたことがありますか？
   はい　□　　いいえ　□

1c. その考えは主にあなたのギャンブル問題とリンクしていますか？
   はい　□　　いいえ　□

1d. あなたは過去 12 カ月以内に自殺（自分の命を終わりにすること）を試みたことがありますか？
   はい　□　　いいえ　□

2. あなたは自殺を試みたことがありますか？
   はい　□　　いいえ　□

2b. もし「はい」なら，それはいつの年ですか？　＿＿＿＿＿＿

2c. 状況を説明してください。
   ＿＿＿＿＿＿＿＿＿＿＿＿＿＿＿＿＿＿＿＿＿＿＿＿＿＿＿＿
   ＿＿＿＿＿＿＿＿＿＿＿＿＿＿＿＿＿＿＿＿＿＿＿＿＿＿＿＿
   ＿＿＿＿＿＿＿＿＿＿＿＿＿＿＿＿＿＿＿＿＿＿＿＿＿＿＿＿

3. 今あなたは自殺を考えていますか？
　　　　はい　☐　　いいえ　☐

コメント：
_____
_____
_____
_____
_____
_____

セクション8：現在の生活状況

1. あなたの現在のライフスタイルを記述してください（生活状況，食事，親密な関係，仕事，趣味と余暇活動）。(このセクションではクライアントの日常生活の状況と人生の質についての考えを得るよう努めること)

2. 食事，衣服，またはあなた自身または家族のための他の必需品のためにコミュニティサービスを使っていますか？　もし「はい」なら説明してください。

セクション9：他の依存（現在または過去）

1. あなたは現在もしくは過去に以下の行為に関する問題を持っていますか？

	過去？	現在？	「はい」の場合，どう解決しましたか？
喫煙	はい☐ いいえ☐	はい☐ いいえ☐	_____
ドラッグの使用	はい☐ いいえ☐	はい☐ いいえ☐	_____
アルコールの使用	はい☐ いいえ☐	はい☐ いいえ☐	_____
医薬品の使用	はい☐ いいえ☐	はい☐ いいえ☐	_____
インターネットを使う時間	はい☐ いいえ☐	はい☐ いいえ☐	_____
性行動	はい☐ いいえ☐	はい☐ いいえ☐	_____
買い物の頻度（衝動買い）	はい☐ いいえ☐	はい☐ いいえ☐	_____
その他の行動	はい☐ いいえ☐	はい☐ いいえ☐	_____

（特定せよ：_____）

依存問題すべてにおいて，問題の性質を特定せよ。（例えば，どんなタイプのドラッグか？ いつ問題が始まったのか？など）

_____
_____
_____
_____
_____

(つづく)

セクション9：他の依存（現在または過去）（つづき）

アルコール消費との関連で，

2a. ギャンブル前は飲みますか？
　　はい　□　　いいえ　□
　　もし「はい」なら，それが起きたときに飲む割合はどうですか？
　　（例えば，1/10，％を報告せよ）　_____

2b. ギャンブル中に飲みますか？
　　はい　□　　いいえ　□
　　もし「はい」なら，それが起きたときに飲む割合はどうですか？
　　（例えば，1/10，％を報告せよ）　_____

2c. ギャンブルの後で飲みますか？
　　はい　□　　いいえ　□
　　もし「はい」なら，それが起きたときに飲む割合はどうですか？
　　（例えば，1/10，％を報告せよ）　_____

ドラッグ消費との関連で，

3a. ギャンブル前は使いますか？
　　はい　□　　いいえ　□
　　もし「はい」なら，それが起きたときに使う割合はどうですか？
　　（例えば，1/10，％を報告せよ）　_____

3b. ギャンブル中に使いますか？

　　はい　□　　いいえ　□

　　もし「はい」なら，それが起きたときに使う割合はどうですか？
　　（例えば，1/10，％を報告せよ）　　＿＿＿＿＿＿＿＿＿＿＿＿＿＿＿

3c. ギャンブルの後で使いますか？

　　はい　□　　いいえ　□

　　もし「はい」なら，それが起きたときに使う割合はどうですか？
　　（例えば，1/10，％を報告せよ）　　＿＿＿＿＿＿＿＿＿＿＿＿＿＿＿

セクション10：精神保健——事前の経験

1. 他の心理的な困難についてこれまで医師，心理士，精神科医に相談したことがありますか？

　　　　はい　□　　　いいえ　□

　　もし「はい」なら，

どんなタイプの専門家ですか？	どれくらい長い期間？	どんな理由で？

2. 現在，薬物療法を受けていますか？

　　　　はい　□　　　いいえ　□

　　もし「はい」なら，

どんな薬剤ですか？	どれくらい長い期間？	どんな理由で？

セクション 11：強みと利用可能な資源

クライアントに関する下記の事項について明らかにするため，クライアントと話し合ってください。

・親密な誰か，接触，雇用者などからのサポートによる利益

・ギャンブル以外の他の活動に興味を示す（余暇活動，趣味，スポーツ）

セクション 12：コメント

文　献

American Psychiatric Association (1994). *Diagnostic and statistical manual of mental disorders* (4th ed.). Washington DC: American Psychiatric Association.

Beaudoin, C., & Cox, B. (1999). Characteristics of problem gambling in a Canadian context: a preliminary study using a DSM-IV-based questionnaire. *Canadian Journal of Psychiatry, 44*, 483–487.

Beconia, E. (1992). Prevalence surveys of problem and pathological gambling in Europe: the cases of Germany, Holland and Spain. *Journal of Gambling Studies, 12*, 179–192.

Blaszczynski, A., & McConaghy, N. (1993). A two- to nine-year follow-up study of pathological gambling. In W. Eadington (Ed.), *Gambling behavior and problem gambling*. Institute for the Study of Gambling and Commercial Gaming, University of Nevada, Reno.

Blaszczynski, A., McConaghy, N., & Frankova, A. (1991). Control versus abstinence in the treatment of pathological gambling: a two- to nine-year follow-up. *British Journal of Addictions, 86*, 299–306.

Crockford, D. N., & el-Guebaly, N. (1998). Psychiatric comorbidity in pathological gambling: a critical review. *Canadian Journal of Psychiatry, 43*, 43–50.

Ladouceur, R. (1996). The prevalence of pathological gambling in Canada. *Journal of Gambling Studies, 12*, 129–142.

Ladouceur, R. (2004). Perceptions among pathological and non-pathological gamblers. *Addictive Behaviors, 29*, 555–565.

Ladouceur, R., Jacques, C., Chevalier, S., Sévigny, S., & Hamel, D. (2005). Prevalence of pathological gambling in Quebec in 2002. *Canadian Journal of Psychiatry, 50*, 451–456.

Ladouceur, R., Sylvain, C., Boutin, C., & Doucet, C. (2000). *Le jeu excessif: comprendre et vaincre le gambling*. Montréal: Les Éditions de l'Homme.

Ladouceur, R., Sylvain, C., Boutin, C., & Doucet, C. (2002). *Understanding and treating pathological gamblers*. London: Wiley.

Ladouceur, R., Sylvain, C., Boutin, C., Lachance, S., Doucet, C., Leblond, J., & Jacques, C. (2001). Cognitive treatment of pathological gambling. *Journal of Nervous and Mental Disease, 189*, 766–773.

Lejoyeux, M., Feuche, L., Loi, S., Solomon, J., & Ades, J. (1999). Study of impulsive control among alcohol-dependent patients. *Journal of Clinical Psychiatry, 60*, 302–305.

Linden, R. D., Pope, H. G., & Jonas, J. M. (1986). Pathological gambling and major affective disorder: preliminary findings. *Journal of Clinical Psychiatry, 47*, 201–203.

Marlatt, G. A., & Gordon, J. R. (Ed.). (1985). *Relapse prevention: maintenance strategies in the treatment of addictive behaviors.* New York: Guilford Press.

McCormick, R. A., Russo, A. M., Ramirez, L. F., & Taber, J. I. (1984). Affective disorders among pathological gamblers seeking treatment. *American Journal of Psychiatry, 141*, 215–218.

Miller, W. R. (1983). Motivational interviewing with problem drinkers. *Behavioural Psychotherapy, 11*, 147–172.

Miller, W. R., Benefield, R. G., & Tonigan, J. S. (1993). Enhancing motivation for change in problem drinking: a controlled comparison of two therapist styles. *Journal of Consulting and Clinical Psychology, 61*, 455–461.

Miller, W. R., & Rollnick, S. (1991). *Motivational interviewing: preparing people to change addictive behavior.* New York: Guilford Press.

Najavits, L. M. (2003). How to design an effective treatment outcome study. *Journal of Gambling Studies, 19*, 278–337.

National Gambling Impact Study Commission (1999). *Final report.* Washington DC: Government Printing Office.

Shaffer, H. J., Hall, M. N., & VanderBilt, J. (1997). Estimating the prevalence of disordered gambling behavior in the United States and Canada: a research synthesis. *American Journal of Public Health, 89*, 1369–1376.

Smart, R. G., & Ferris, J. (1996). Alcohol, drugs and gambling in the Ontario adult population. *Canadian Journal of Psychiatry, 41*, 36–45.

Sylvain, C., Ladouceur, R., & Boisvert, J.-M. (1997). Cognitive and behavioral treatment of pathological gambling: a controlled study. *Journal of Consulting and Clinical Psychology, 65*, 727–732.

Toneatto, T., & Ladouceur, R. (2003). The treatment of pathological gambling: a critical review of the literature. *Psychology of Addictive Behaviors, 17*, 284–292.

(日本語版にのみ追加)

    Ladouceur, R., Lachance, S., Fournier, P. M. (2009). Is control a viable goal in the treatment of pathological gambling? Behav Res Ther, 47(3), 189-197.

索　引

【英　語】

ABCD エクササイズ　70
ABCD モデル　69
DSM-5　5
DSM-IV-TR　5
GA　49

【日本語】

あ行

赤い玉の実験　74
誤った認知　87
アルコール　46
　──乱用　17
今の生活にギャンブルが占める
　　場所　30
嘘　121
内なる対話　68

か行

合併症　17
関係性の問題　44
希死念慮　18
気分障害　18
ギャンブラーズ・アノニマス　48
ギャンブル　1
　──行動の連鎖　50
　──障害に関する診断面接　129
　──障害の診断面接　17
　──体験　58
　──体験の分析　61
　──に関する質問　19
　──の罠　70
　──への暴露　37
緊急事態　100
禁欲　29
「クール」な状態　72
経済的問題　41, 123
控除率　51
個別的な対処　2
これが私のしたいこと　91
コントロールの幻想　78

さ行

最初の研究　8
再発　97, 99
自覚された自己効力感　19

索　引　157

自己隔離　37
自己主張　40
自殺企図　18
自殺念慮　122
事象の独立性　74
自助グループ　49
社交不安障害　16
宿題　11
スキルのゲーム　66
スリップ　99
精神疾患の診断・統計
　　マニュアル　5
セルフヘルプグループ　48
前回のレビュー　10

た行

大うつ病性障害　18
第二の研究　8
チャンス　66, 73
　　──のゲーム　66, 110
治療後の評価　103
治療終結時にギャンブルが占める
　　場所　30
治療前の評価　15
動機付け　29
統合的な対処　2
ドラッグ　46

な行

認知行動療法　6
認知療法　9

は行

ハイリスクな状況　50, 52
日々のセルフモニタリング
　　日記　21
フォローアップ評価　105
物質使用障害　17
並行的な対処　2
「ホット」な状態　72

ま行

無作為化比較試験　8
迷信　82
モチベーショナル
　　インタビュー　28
問題解決のための
　　5ステップ　53

や～わ行

約束違反　120
抑うつ　122
リスクのある状況　37
利点と欠点　31
連続的な対処　2
私がギャンブルを止めたい
　　理由は……　30
私はギャンブルのここが
　　嫌い　30
私はギャンブルのここが
　　好き　30

著者／訳者について

【著者について】

Robert Ladouceur はカナダのケベック州の Laval 大学の心理学の full 教授であり，ケベック州プロヴィンスの認定臨床心理士である。彼はギャンブルに関する別々の問題（疫学，予防，治療，ギャンブル行動の基礎的側面）について働いている 20 人の研究者および臨床家のグループである the Centre d' excellence pour la prevention et Ie traitement du jeu のディレクターである。彼はギャンブルに関する 150 の論文を上梓している。彼のギャンブルの仕事は国際的に知られている。彼は現職である the National Gambling Impact Study Commission, the U.S. Presidential Commission on Gambling に 2 回招かれた。1996 年に彼は the Research Award from the National Council on Problem Gambling を受けた。これは彼の仕事の高品質を示すものである。2003 年に彼は the Senior Research Award from the National Center for Responsible Gaming, Harvard University を受賞した。

彼は多くのカナダの州，アメリカの州，そしてヨーロッパやアジアの国で働いている。Laval 大学で開発された彼のギャンブル障害に対する認知療法は広く知られている。彼は最近ギャンブルに関する Reno モデルと呼ばれる論文をオーストラリアのシドニー大学から来た Alex Blaszczynski とハーバード大学から来た Howard Shaffer とともに発表した。

Stella Lachance は，1996 年から Laval 大学の the Center of Excellence for the Prevention and Treatment of Problem Gambling で働いている心理士である。臨床研究家として，彼女はギャンブル障害の治療の開発と普及に拡

張的に関わり，多くのギャンブル障害患者に何年も治療を提供してきた。加えて，彼女はギャンブル障害患者のためにステップバイステップ治療ガイドを開発した。これは Quebec Ministry of Health and Social Services に承認され，ケベック州のほとんどの治療施設で用いられているものである。2000 年以来，彼女は多くのワークショップを実行し，カンファレンスで発表し，問題のあるギャンブルについて数あるトレーニングセッションを提供してきた。

【訳者について】

椎名明大（しいな あきひろ）
千葉大学医学部附属病院こどものこころ診療部　講師
2000 年千葉大学医学部卒業。精神科医。平成 26 年 9 月より 1 年間英国キングスカレッジロンドンに留学。専門は司法精神医学，認知行動療法など。

長谷川直（はせがわ ただし）
千葉大学医学部附属病院精神神経科　助教
2003 年金沢大学医学部卒業。精神科医。専門は認知行動療法，リエゾン・コンサルテーション精神医学など。

伊豫雅臣（いよ まさおみ）
千葉大学大学院医学研究院精神医学　教授
1984 年千葉大学医学部卒業。精神科医。専門は臨床精神薬理，認知行動療法，疼痛性障害，薬物依存など。

ギャンブル障害の治療：治療者向けガイド
―認知行動療法によるアプローチ―

2015年10月21日　初版第1刷発行

著　者　Robert Ladouceur, Stella Lachance
訳　者　椎名明大，長谷川直，伊豫雅臣
発行者　石澤雄司
発行所　㈱星和書店
　　　　東京都杉並区上高井戸1-2-5　〒168-0074
　　　　電話　03（3329）0031（営業）／03（3329）0033（編集）
　　　　FAX　03（5374）7186（営業）／03（5374）7185（編集）
　　　　http://www.seiwa-pb.co.jp

©2015　星和書店　　Printed in Japan　　ISBN978-4-7911-0916-6

・本書に掲載する著作物の複製権・翻訳権・上映権・譲渡権・公衆送信権（送信可能化権を含む）は
　(株)星和書店が保有します。
・JCOPY　〈(社)出版者著作権管理機構 委託出版物〉
　本書の無断複写は著作権法上での例外を除き禁じられています。複写される場合は，そのつど事前に
　(社)出版者著作権管理機構（電話03-3513-6969，FAX 03-3513-6979，e-mail：info@jcopy.or.jp）
　の許諾を得てください。

ギャンブル障害の治療：
患者さん向けワークブック

―認知行動療法によるアプローチ―

Robert Ladouceur，Stella Lachance 著
椎名明大、長谷川直、伊豫雅臣 訳
B5判　104p　1,500円

競馬やパチンコなどのギャンブルにのめりこんでいる方へ
お金を賭けることへの期待や興奮が強くなりすぎて、度を越してギャンブルを繰り返してしまう人は、ギャンブル障害に罹患しているかもしれません。ギャンブル障害は、精神疾患の一種です。ギャンブルにのめりこみ、人生を滅茶苦茶にしてしまう、ということにもなりかねません。本書は、ギャンブル障害を克服するのに効果的な認知行動療法のやり方を解説しています。治療者が用いる「治療者向けガイド」と対になっています。そのため、ワークブックの内容を行ううえで分かりづらいところは、治療者に尋ねたり、話し合ったりすることができます。本書を治療者とともに読み終えるころ、あなたはギャンブルから完全に脱却するか、少なくともそのための道筋と希望が見えていることでしょう。

発行：星和書店　http://www.seiwa-pb.co.jp　価格は本体(税別)です

アディクション・ケースブック
―「物質関連障害および嗜癖性障害群」症例集―

ペトロス・ルヴォーニス、
アビゲイル・J・ヘロン 著

松本俊彦 訳

A5判　304p　2,700円

**他に類を見ないほど分かりやすく、
具体的な嗜癖精神医学の入門書。**

本書には、DSM-5にある依存症・嗜癖関連障害の症例12例が提示され、診断と評価、治療の状況が描かれている。アルコール、カフェイン、大麻、幻覚薬、吸入薬、オピオイド、睡眠薬、抗不安薬、精神刺激薬、タバコ、ギャンブル、インターネットなど症例はバラエティに富む。わが国の「危険ドラッグ」に相当する物質の使用障害、覚せい剤（メタンフェタミン）使用と性的マイノリティとの関連、いまだ議論の多いカフェインをめぐる諸問題など日本では言及されていない問題に対しても分かりやすく記述されている。その意味で本書はアディクション問題の援助者にとっての必読書である。

発行：星和書店　http://www.seiwa-pb.co.jp　価格は本体(税別)です

慢性疼痛の治療：
治療者向けガイド
―認知行動療法によるアプローチ―

J・D・オーティス 著　伊豫雅臣、清水栄司 監訳
A5判　144p　2,000円

慢性疼痛を抱える患者さんに対して認知行動療法を行うための治療者用ガイドブック。患者用ワークブックを併用しながら、11のセッションに分けられた課題やスキルをわかりやすく指導できる。

慢性疼痛の治療：
患者さん用ワークブック
―認知行動療法によるアプローチ―

J・D・オーティス 著　伊豫雅臣、清水栄司 監訳
B5判　96p　1,500円

長く続く痛みを抱える患者さんのための、認知行動療法のワークブック。テーマごとの11のセッションを学び実践することで、自ら痛みに対処できるようになる。治療者は治療者ガイドを使用してください。

発行：星和書店　http://www.seiwa-pb.co.jp　価格は本体（税別）です